KB075100

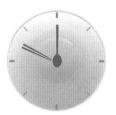

일러두기

• 인명, 지명 등 외래어는 국립국어원 외래어표기법을 따랐습니다. 다만 관습적으로 굳어진
  표기가 있을 경우 이를 따랐습니다.
• 책 속의 정보는 의사의 진료를 대신할 수 없습니다. 의학적 치료에 대해서는 의사에게 문의
  해야 함을 알립니다.

저속노화 식사법

노년내과 의사가 알려주는 기적의 식단 혁명

정희원 지음

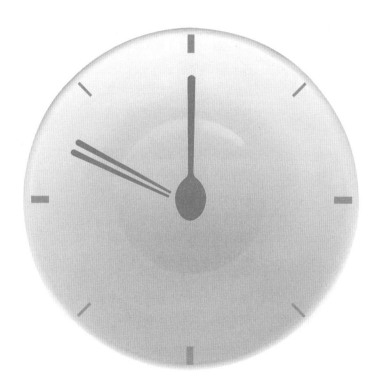

차 례

Part 2

작은 차이가 큰 변화를 만든다

저속노화식
간단 실천법

무엇을 더하고, 무엇을 뺄 것인가
한국인이라면 누구나 실천 가능한 식사법

밥만 바꿔도 쉬워진다
아직도 흰쌀밥 드세요?

'큰' 변화를 만드는 '작은' 차이
쉽고 간단한 저속노화식 실천법

건강한 체중 조절의 비밀
건강의 시작은 '나'를 아는 것이다

Part 3

노화의 가속페달을 멈추는, 올바른 탄·단·지 가이드
잘 먹어야 약이 된다

Part 4

저속노화 식사법
완전 정복

사람들이 가장
궁금해한 Q&A 30

Part 5

건강하고 맛있는
일주일 저속노화
레시피

자연 재료를 활용한
건강 밥상 21

몸과 뇌의 건강을 한번에 잡는
궁극의 식사법

느리게 나이드는 생활습관을 여러 사람에게 알리다보면 회의적인 반응을 자주 접하게 된다.

'그런 생활습관과 식습관을 만들고 지키려면 엄청난 스트레스를 받을 것이다.'

'저 사람은 노화 전문가이기 때문에 의지력을 갖고 억지로 버틸 수 있는 것이다.'

'내가 몰라서 못 하는 게 아니다.'

우선, 몰라서 못 하는 것 맞다. 정확히 알지 못하고 또 생활습관을 조금씩 바꾸어나가는 것이 어떻게 생활 전반에 파급효과를 만들어내는지를 깨닫지 못하기 때문에, 악순환이 최대한으로 발산한 미망迷妄의 상태에 머문 채 삶을 살아간다고 볼 수 있다. 나는 때때로 그저 '노화 전문가'로 오해받지만 이 미망의 상태를 직접 경험해봤고, 블랙홀과 같은 악순환을 끊어내기 위해 다양한 노력을 시도해보았기에 더 자신 있게 이 이야기를 할 수 있다.

건강하게 식사하고 이를 유지하는 데 엄청난 스트레스가 따른다고 생각하는 이들이 많다. 실제로는 정반대다. 제대로 된 건강한 식단은 지속 가능한 힘이 있어 오히려 스트레스 정도를 줄여줄 뿐 아니라 몸과 마음의 회복탄력성도 개선해준다. 건강한 식사를 바탕으로 전반적인 생활습관의 진폭이 어느 정도 안전한 범위에서 유지되면 몸과 마음이 아프지 않고, 체중과 체형, 대사와 관련된 파라미터도 흡족한 선에서 쉽게 유지되어 삶의 불편함이 줄어든다. 여기서는 내가 지난 20년간 경험했던 식단 유랑기를 소개하고 싶다.

I 20년간의 식단 유랑 I

나는 고등학교를 마칠 때까지는 체형이나 체중에 그다지 관심이 없었다. 그냥 읽고 쓰고 공부하고 먹기를 반복했다. 불규칙적으로 음식을 먹었고, 맛이 좋다면 단순당simple sugar과 정제곡물로 점철된 음식을 뭐든 대량으로 섭취했다. 과학을 공부하는 학생이었음에도 건강과 질병, 생활습관에 대해서는 무지하고 무관심했다. 상당히 비만한 상태로 수능시험을 쳤고 지망한 대학에 떨어졌다. 딱 한 문제 차이였다.

결국 재수를 하기로 결정하면서 지금 생각해보면 제법 그럴싸한 계획을 세웠다. 체중을 1kg 감량하면 전반적인 컨디션과 인지기능이 개선되면서 수능 점수가 1점쯤 오를지도 모른다고 생각했다. 그 당시 체중 감량에 대한 지식이라면 '하루 섭취 열량을 1,200Kcal 정도로 줄이고, 배가 고프면 채소를 많이 먹고, 운동을 열심히 하면 좋다' 정도였다.

어쨌든 잃을 게 없는 베팅이었다. 거의 매일 헬스장에 가서 6km씩 뛰기 시작했다. 체중이 약 90kg에 달했던 그때는 6km만 뛰어도 엄청난 도파민이 나오는 것이 느껴졌다. 그래서 계단 오르기(스텝퍼) 같은 운동을 이어서 20~30분씩 더 하기도 했다. 2개월간 드레싱을 넣지 않은 양상추와 오이, 당근, 토마토를 주식으로 먹었더니 10kg 이상이 빠졌다. 상당한 의지로 이 페이스를 유지한 결과, 70kg에 미치지 못하는 상태로 수능을 봤고 목표한 대학에 합격했다. 1kg 빠질 때마다 1점씩 오른 건 아니지만. 만약 그랬다면 만점을 넘어야 했을 것이다.

문제는 학부 시절이었다. 체중에 대해서는 '들어온 칼로리가 나가는 칼로리보다 적으면 체중이 유지된다'는 지식만 갖고 있었다. 당연히 탄수화물의 흡수 속도나 다량영양소의 균형, 근육과 지방조직의 역할을 알 리가 없었으므로 중국음식, 가공식품, 맥주 등 몸에 나쁜 음식들을 닥치는 대로 먹으며 공부하다가 시험이 끝나면 단기간 다이어트를 하여 체중 유지만 겨우 했다. 특히 의과대학 수업은 몇 주간 한 과목을 집중적으로 다루고, 말미의 시험이 끝나면 며칠간 자의적 휴식(?)을 취하는 블록 강의 방식이었는데, 이 주기에 맞추어 먹고 빼고를 반복했으므로 결론적으로 2~3주 간격으로 미세한 요요 사이클을 경험했던 셈이다. 흥미롭게도 내과 전공의 시절도 좀더 가혹한 달과 좀더 나은 달로 구성되어 있어서, 비슷한 요요 사이클이 반복되었다. 지금 돌아보면 어마어마하게 건강하지 않은 방식으로 체중과 칼로리만 맞추며 지속적으로 몸의 대사적 특성을 악화시킨 꼴이었다. 당시에는 어렸기에 몸에 별다른 이상 징후가 나타나지는 않았다.

박사과정 때는 이미 30대 초중반이었다. 스트레스가 갈수록 늘었고, 수면의 질은 불량했으며, 혼자 살면서 식사의 질도 점점 나빠졌다. 저녁 9시 퇴근길에 떡볶이와 순대, 맥주를 사 와서 급히 먹고 그대로 쓰러져 자는 날도 많았다. 박사과정 마지막 해에는 첫해 최저 체중과 비교하면 거의 10kg이 늘었고, 성인이 된 후 체지방률도 최초로 20%를 돌파했다. 식단 관리가 제대로 되지 않던 기간이었다. 식단은 말할 것도 없고, 몸의 움직임, 마음 건강, 질병 등 모든 지표가 악순환을 그리기 시작했다. 점점 몸 이곳저곳이 삐걱대는 게 느껴졌다. 헌혈을 하러 가서 수축기 혈압이 160mmHg라는 소리를 듣고 깜짝 놀랐다. 다시 재보았지만 혈압은 여전히 높았다. 서른다섯에 고혈압이 생긴 것이다.

지금 돌아보면 정말 황당하게도 내가 당시 가장 많이 읽던 논문이 대사와 노화의 기전을 다룬 연구였다. 당시 이미 탄수화물-인슐린 모델Carbohydrate-insulin model(1부에서 다룬다)이 비만 영역에서는 상당한 주목을 받고 있었고, 해외 학회에서도 시간제한 다이어트나 노화 속도를 조절할 수 있는 식사에 대해 발표된 기전연구 결과들을 계속해서 보고 있었다.

　그때 나는 두 가지를 놓치고 있었다. 첫번째로 대개의 연구 결과들은 아주 작은 지식의 조각이고, 나는 이 조각을 더 정교하게 만드는 것을 공부하는 과정에 있었지만, 이를 사람에게 어떻게 적용할지에 대해서는 깊게 고민해보지 않았다. 두번째로 삶을 구성하는 여러 요소가 갖는 복잡계적 특성에 대해 신경쓰지 않았다. 초가공식품이 수면 저하와 스트레스를 유발하고, 회복탄력성에 악영향을 주고, 그렇게 나빠진 몸과 마음이 다시 초가공식품을 찾게 된다는 악순환의 원리를 모르고 있었다. 그야말로 악순환이 최대한으로 발산한 미망의 상태였다.

　이후 박사를 마치고 다시 임상의사로 돌아왔다. 환경만 바뀌었을 뿐인데 탄수화물-인슐린 모델이 다르게 보이기 시작했다. 시간제한 다이어트와 케톤식 식사를 더해 '배부른 다이어트'를 시작했다. 첫 일주일 만에 4kg이 빠졌다. 이후 박사과정에서 얻은 10kg이 몇 달 만에 모두 사라졌다. 하지만 일상생활에서 케톤식 식사를 유지하는 것은 쉽지 않았다. 처음에는 출근해서 오일만 먹었다. 당시 근무하던 병원에서 나오는 식단은 조금 극단적으로 말하자면 대부분 흰쌀밥, 소금, 설탕으로 이루어져 있었다. 오일만 먹으면서 일상생활을 하다가 저녁에만 음식을 먹자니 어려움이 컸다. 하지만 도시락을 싸서 다닐 만한 환경도 아니었고, 그렇다고 고기만 먹고 싶지는 않았다. 결국 다시 미세한 요요 사이클을 반복하기 시작했다.

마구잡이 식사를 할 때와 비교하자면, 오일만 먹던 시기에는 식스팩은 잘 보였지만 삶의 질은 좋지 않았다. 탄수화물을 먹지 않는 시기에 어쩌다가 흰쌀밥을 한 공기라도 먹으면 엄청난 브레인 포그(머리에 안개가 낀 느낌, 집중력이 떨어지고 혼미하고 졸린 느낌)가 찾아왔다. 이건 아니다 싶었다. 나에게는 일상생활에서도 무리 없이 건강한 식단을 지속할 수 있는 다른 방법이 필요했다.

| 나만 하기에는 아까운 경험 |

다시 사람의 나이듦을 주로 연구하게 되었다. 데이터 분석 기술을 포함한 연구 기법의 발달로 수천수만의 사람들이 어떻게 먹고 생각하고 움직이고 자는지, 그에 따라 나이드는 속도가 어떻게 달라지고, 어떻게 병들고 사망하는지에 대한 연구들이 쏟아져나온다. 이렇게 인구 집단이 여러 요인에 따라 어떤 건강 예후를 경험하는지를 추적하는 연구 방법을 코호트Cohort 연구 기법이라고 한다.

동서양의 문화 차이나 국가 간의 빈부 차를 막론하고 코호트 연구들이 알려준 삶의 비결은 정말 단순했다. 적당히 충분한 신체 활동, 다양한 천연 식재료를 이용한 균형 잡힌 영양 섭취, 적당한 스트레스와 사람과의 접촉, 적절한 수면, 적정 체중. 삶의 모든 요소가 지나치지도 부족하지도 않은 방식을 따르는 것이 건강하고 편안하게 나이드는 비결이었다.

나는 그중 동물의 느린 노화를 유도하는 여러 방법을 사람에게 적용하는 법에 깊이 천착했다. 그렇게 세상의 수많은 장수 식단 중 MIND Mediterranean-DASH Intervention for Neurodegenerative Delay 식사를 만나게 된다. 공부를 하면 할수록 이 개념에 빠져들지 않을 수 없었다. 수많은 코호트 연구가 일러준 중용中庸에 가장 가까운 식습관을 이 식사법이 제시하고 있었다.

MIND 식사에는 탄수화물-인슐린 모델에서 말하는 탄수화물 속도의 원리가 이미 녹아들어 있다. 느린 탄수화물과 섬유질의 섭취를 강조하고, 단순당과 정제곡물을 피할 것을 권고한다. 다양하고 자연스러운 식재료를 어느 정도 섭취하면 될지 구체적인 지침도 준다. 좋은 지방을 섭취하는 방법도 알려준다. 원리를 구체적으로 이해하지 않더라도, MIND 식사가 만들어준 큰 틀을 목표로 삼는 것만으로도 충분하다.

가장 매력적인 부분은 MIND 식사에는 교조주의적인 면이 없다는 것이다. 일단 권고 사항의 울타리가 상당히 넓으며, 연구에서 효과를 보인 점수 범위에 도달하기도 아주 어렵지는 않다. 구체적으로 어떤 식재료를 쓰라고 강조하지 않기에, 기본 원칙만 지키면 한식으로도 충분히 구현 가능하다는 장점도 있다. 게다가 다른 건강 식단에서 그다지 추천하지 않는 붉은 고기나 단 음식에 대해서도 어느 정도는 여지를 준다. 결국 개인적으로 실행하기에 보다 지속 가능한 식사가 된다. 물론 전체적인 콘셉트가 여타 장수 식단과 마찬가지로 자연식물식에 기반하기에 사회적으로도 지속 가능한 식사다.

이 식단을 만난 뒤 내 삶은 크게 달라졌다. 식사의 변동성은 유지하고 있다. 사람들과 즐길 때는 즐기고, 절제할 때는 절제할 수 있게 되었다. 식재료로 무엇을 사야 할지를 고민하는 시간도 덜었다. 무엇을 조금 더 먹어야 할지, 무엇을 조금 덜 먹으면 좋을지를 스스로 점검할 기준이 생겼기 때문이다. 늘 배부르게 먹지만 체중은 항상 안정적으로 유지할 수 있다. 체중을 조금 더 줄이고 싶을 때는 시간 제한 다이어트의 금식 시간을 좀더 늘려주고 탄수화물의 비율을 약간 낮춘다. 체중을 조금 늘리고 싶을 때는 좀더 빠르게 소화되는 탄수화물을 함께 먹는다.

MIND 식사를 하면서 먹는 것에 대한 스트레스는 오히려 줄었다. 그뿐 아니다. 오후가 되면 느끼던 부종이 없어졌고, 코골이가 사라졌다. 힘들게 식욕을 참지 않아도 된다. MIND 식사가 제시하는 신선한 재료들로 차린 밥상이 충분히 풍성하기 때문이다. 입맛이 정상으로 돌아오니 자연스러운 재료의 맛을 즐길 수 있게 되었다. 상차림은 더 간편해졌고 식비는 줄어들었다. 바뀐 입맛 덕에 바깥 음식의 자극적인 맛을 견디기 어려워졌기 때문이기도 하다.

이런 놀라운 경험을 나만 하기에는 너무 아까웠다. 건강 식단에 대한 많은 사람의 오해, 즉 '스트레스 받으면서 칼같이 지켜야 하는 일'로 여기는 사람들의 편견을 덜어주고 싶었다. 식단 관리를 값비싼 식자재를 어렵게 마련하고, 심지어 맛없게 만들어 억지로 먹는 일로 오해하는 사람들을 설득하고 싶었다. 우리가 이미 실행중인 식단을 조금만 수정하면 되는 일임에도, 그동안 우리나라에는 MIND 식사의 개념과 실천에 대한 지침서가 없었다. 우리나라의 실정에 맞도록 쉽게 구할 수 있는 재료를 이용하는 방법도 함께 제시하고 싶었다.

2023년 초, '저속노화 식사법'인 MIND 식사를 한식으로 구현한 렌틸콩, 귀리, 현미로 만든 밥을 SNS에 간단히 포스팅한 적이 있다. 반응은 가히 폭발적이었다. 이를 통해 다양한 연령대의 사람들이 이런 정보에 갈증을 느끼고 있음을 확신했다. 이 책이 그러한 갈증을 해소할 마중물이 되기를 바란다.

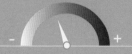

Part 1

밥만 바꿔도
느리게 나이들 수 있다

저속노화 식사법이란 무엇인가

스낵류, 쿠키, 탄산음료, 가공육 등 자극적인 맛으로 소비자를 유혹하는 초가공식품. 이러한 식품은 단백질과 섬유질이 부족하고 정제곡물, 단순당을 다량 함유하고 있어 우리 몸의 대사 과정을 망가뜨리고 노화를 가속화하는 주범이다. 1부에서는 일반적인 노화 속도에 비해 4배 느리게 나이드는 식단으로 증명된 MIND 식사법을 제안하며 그 특징과 이점, 일상에 적용하는 방법 등을 살펴본다.

우리는 지금 노화의
액셀러레이터를 밟고 있다

저속노화 식사를 시작해야 하는 이유

지금 우리의 뇌가 속고 있다

지친 몸을 이끌고 퇴근한 나는 '뭔가 있나' 하고 냉장고를 열어본다.
아침까지는 보이지 않던 박스가 있다. 팥앙금과 버터로 채워진 호두
과자다. 하나를 입에 넣자 입속에서 느낌표가 터진다. 두 개, 세 개,
네 개. 하나만 먹어보려 했는데, 순식간에 네 개를 해치웠다. 자괴감
이 든다. 도저히 이해할 수 없는 일이다. 이 녀석은 왜 이렇게 맛있
을까?

현대 식품산업은 사람들이 더 많이 먹게 만들기 위해 최선의 노

력을 다하고 있다. 쇼핑 플랫폼과 마트 매대에서 제품이 살아남으려면 매해 시장에 쏟아져나오는 수많은 상품과의 트레드밀 같은 경쟁에서 이겨야만 한다. 과자류만 하더라도 신제품이 국내에서만 매년 200가지 이상 출시된다. 가공식품 회사들은 갈수록 더 자극적인 음식에 길들어가는 소비자들의 기호를 사로잡기 위해 여러 전략을 연구한다. 맛을 더 '쨍하게' 만드는 것부터, 식품의 외관과 포장, 그리고 마케팅 전략에 이르기까지 다양한 방법을 망라한다. 이러한 전략들의 궁극적인 목표는 사람들이 더 많이 먹고, 더 많이 구입하게 해서 회사와 주주의 이익을 높이는 것일 뿐이다.

그중 가장 중요한 전략은, 먹었을 때 더 많은 양의 도파민과 엔도르핀이 분비되게끔 음식을 개발하는 것이다. 이는 첨가물, 감미료, 향료 등 다양한 성분을 사용해 식품의 맛을 강화하거나 새로운 맛을 만드는 것을 포함하는데, 두 가지 큰 축은 당과 지방을 이용하는 것이다. 이런 노력은 끊임없이 이루어져 지난 50년간 한국인의 당류 섭취량은 꾸준히 증가했다.

| 단맛, 짠맛, 지방맛의 함정 |
인류는 진화적으로 단맛과 짠맛, 지방맛을 좋아하도록 설계되었다. 이제는 많은 사람에게 알려진 사실이다. 특히 단맛과 지방맛은 우리 뇌에서 보상과 즐거움의 신경전달물질인 도파민과, 행복과 진통 효과의 신경전달물질인 엔도르핀을 분비시킨다. 이러한 선호는 우리 조

상들이 생존에 필요한 에너지를 효과적으로 얻을 수 있게 도와주는 중요한 생물학적 메커니즘이었을 것으로 추정되는데, 수렵-채취 사회에서 단맛과 지방맛이 고열량, 고품질 식품을 뜻하는 판별 기준이 되었을 것이다. 소금(염화나트륨) 역시 생존에 꼭 필요한 전해질로, 내륙에서는 상당히 귀한 물질이었다. 따라서 이러한 맛을 선호하는 것은 생존에 중요한 역할을 했을 것이고, 만약 단맛을 선호하지 않고 (독성이 있는 식물의 알칼로이드 화합물에서 주로 나는) 쓴맛을 선호하는 유전자 변이를 가진 사람이 있었더라면, 수렵-채취 사회에서는 독을 섭취할 확률이 높아져 장기간 생존할 수 없었을 것이다.

문제는 현재 출시되는 초가공식품이 극단적인 수준의 단맛이 나거나, 쾌감을 높이기 위해 단맛에 짠맛을 더하고 지방맛을 섞어놓았다는 점이다. 여기서 잠시 초가공식품이 무엇인지에 대해서 짚고 넘어가자. 초가공식품은 식품에서 추출한 물질(유지, 지방, 설탕, 전분, 단백질)이나 식품 성분에서 파생된 것들(수소화지방, 변성 전분), 또는 식품 기반 물질이나 다른 유기물로부터 실험실에서 합성된 것들(향미증진제, 색소, 맛을 향상하기 위한 여러 첨가물)로, 전적으로 또는 대부분 만들어진 산업용 조제품을 의미한다.

슈퍼마켓 가운데에 위치한 복도 선반에서 구입할 수 있는 것들이 대부분 초가공식품에 포함되는데 스낵, 쿠키, 초콜릿, 캔디, 콜라나 사이다 등 탄산음료, 초콜릿 우유 등의 가공품, 가당 주스, 마가린과 스프레드류, 소시지나 너깃 등의 가공육, 냉동 피자와 파스타, 햄버

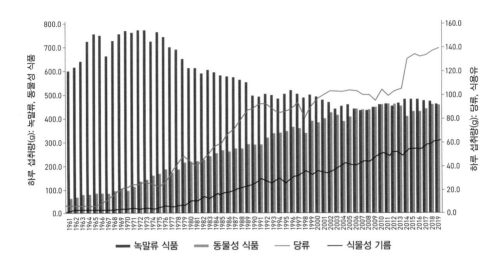

그림 1 일일 식품 섭취량 변화(1961~2019년)

━━ 녹말류 식품 ━━ 동물성 식품 ─── 당류 ─── 식물성 기름

거나 핫도그빵 같은 포장 빵, 시리얼과 시리얼바, 분유와 식사 대용 셰이크류, 페이스트리와 케이크, 증류주 등이 모두 여기에 해당한다.

I 맛감각 왜곡, 어릴수록 문제가 된다 I

초가공식품들은 원재료의 형태를 알아볼 수 없게 구성되어 있다. 산업적으로 개발, 생산, 유통되는 초가공식품은 재료의 성분과 배합 비율을 조정해서 인간이 느끼는 쾌감을 최대화한다. 일반적으로 초가공식품은 최저가의 식재료로 원가를 절감하며 장기 보존이 가능한 성상을 띠면서도 맛있게 느껴지도록 설계된다. 소비자의 뇌를 속이는 이러한 '튜닝'은 사람의 뇌에서 마약을 섭취했을 때와 비슷한 강력한 보상을 일으키며, 그 결과 우리는 그 식품을 계속해서 구매하게 된다. 중독되는 것은 물론이다.

이렇게 갈수록 맛있어지는 음식들은 맛에 대한 감각을 왜곡하기도 한다. 사람이 느끼는 많은 감각은 서서히 적응하는 성질이 있는데, 어두운 방에 갑자기 들어가면 일시적으로 아무것도 보이지 않다가 서서히 주변 사물들이 보이는 '암적응', 어두운 곳에서 밝은 바깥으로 나가면 일시적으로 매우 눈이 부시다가 서서히 눈부심이 나아지는 '명적응'과 마찬가지다. 풍부한 인공 향료와 설탕, 지방, 소금이 가득한 식품을 먹다보면 단순하고 자연스러운 맛이 나는 식품은 맛없게 느껴진다. 우리의 맛감각은 점점 왜곡되며, 결국 건강하지 않은 음식들을 더욱 선호하게 된다.

이는 특히 어린이에게 더 큰 문제가 될 수 있다. 어린이가 초가공식품에 노출되면 맛감각이 이에 적응하게 되는데, 여기에 익숙해질수록 결국 성장하면서 건강한 음식을 먹는 일이 더욱 어려워지기 때문이다. 안타깝게도 나쁜 음식들이 더 '맛있어지는' 이런 현상은 점점 더 악화되고 있다. 설탕으로 낼 수 없는 더 '쨍한' 맛을 내기 위해 과당, 고과당 콘시럽HFCS, High-Fructose Corn Syrup을 사용하기도 하고, 때로는 과량의 대체당(일반적으로 같은 정도의 단맛을 내는 설탕보다는 훨씬 안전하지만, 그렇다 하더라도 장기적으로 많은 양을 섭취했을 때 건강상의 문제가 없는지는 충분히 검증되지 않았다)을 사용하기도 하며, 여기에 더 많은 지방을 첨가해 달고 짜고 고소한 맛이 다 나는, 도저히 저항할 수 없을 정도로 굉장한 맛의 디저트류가 인기를 끌기도 한다. 이렇게 한쪽에서 굉장히 자극적인 것을 개발하면 저쪽 경쟁사에서는 더 멋지고 화려한 맛이 나는 새것을 곧 내놓는다.

물론 이렇게 만들어진 내용물을 더욱 매력적으로 보이게 만드는 다른 전략들도 있다. 식품의 외관과 포장을 통해 사람들이 해당 제품에 보다 좋은 이미지를 가지도록 유도한다. 내용물은 건강에 매우 해로운 단순당, 정제곡물로 이루어진 과자나 음료지만 몸에 좋은 식품인 것처럼 포장한 제품이 즐비하다. 제품의 매력을 끌어올리는 마케팅 전략을 사용하기도 한다. 식품산업은 인위적인 (하지만 자연스러워 보이는) 음식 사진과 광고 영상을 촬영하기 위해 짧은 영화 한 편을 찍을 만큼의 엄청난 비용을 들인다. 잘 만들어진 광고는 음식에 중독된 사람에게 신호cue를 제공함으로써 먹고 싶다는 갈망을 일으킨다.

식욕은 어떻게 조절되는가

중독성이 높은 초가공식품에는 단순당과 정제곡물이 다량 함유되어 있다. 이러한 음식들이 어떻게 우리 몸에 다양한 문제를 일으키는지를 확인하기 위해, 먼저 식욕이 어떻게 조절되는지에 대해 간단하게 살펴볼 필요가 있다. 이 과정은 우리 몸에서 보내는 여러 신호를 뇌가 종합적으로 해석하고 판단하는 일종의 알고리듬에 의해 이루어진다. 판단을 위한 신호들은 배고픔과 포만감의 정도, 혈당 수준, 스트레스 호르몬 수치, 사회적·정신적 요인 등 다양한 파라미터를 포함한다.

| 배고픔과 포만감의 정도 |

배고픔과 포만감은 주로 위장관에서 나오는 신호에 의해 조절된다. 가장 중요한 것은 상부위장관에서 분비되는 두 가지 호르몬인 그렐린ghrelin(식욕을 증가시킴)과 렙틴leptin(식욕을 낮춤)이다. 보통 위장관에 음식이 많이 들어차거나 지방을 섭취하면 렙틴 분비가 증가해 식욕이 줄어들지만, 비만이나 우울증, 스트레스가 높은 상태에서는 렙틴 저항성이 생겨서 렙틴이 분비되어도 쉽사리 식욕이 줄어들지 않는다. 위장관에서 분비되는 포만 관련 호르몬으로 GLP-1Glucagon-Like Peptide-1(최근 비만 신약들의 타깃이기도 하다)과 PYYPeptide YY가 있다. 이들은 포만감을 증가시켜서 식욕을 줄이는데, 단백질을 섭취하면 GLP-1과 PYY의 분비가 증가되며 식욕이 억제된다.

결국 주관적 포만감은 심리 상태와 스트레스, 대사 건강 등이 종합적으로 반영되는 복합적인 함수에 실제로 위가 팽창된 정도(채소의 섬유질 등이 포만감을 느끼는 데 당연히 도움이 된다), 지방의 섭취 정도(렙틴 분비 자극), 단백질 섭취 정도(GLP-1, PYY 분비 자극) 등이 입력 변수로 작용한다. 포만감을 느끼는 데에는 다소 시간이 소요

되기에, 식사량을 줄여야 한다면 천천히 먹는 습관도 도움이 된다.

┃ 식욕 조절의 중추, 혈당 수준 ┃

혈당 수준은 뇌가 식욕을 조절하는 데 중요한 역할을 한다. 혈당이 떨어지면 그렐린이 분비되어 식욕을 촉진한다. 저혈당일 때 분비되는 글루카곤은 간에서 포도당 합성을 자극한다. 저혈당이 상당한 수준에 이르면, 교감신경계가 활성화되고 스트레스 호르몬인 코르티솔cortisol의 분비도 촉진된다(코르티솔의 역할에 대해서는 다음 단락에서 더 자세히 알아볼 것이다). 혈당이 높아지면 인슐린과 렙틴이 분비되어 포만감을 증가시킨다.

┃ 식욕 증가를 부르는 스트레스 ┃

스트레스 상황에서는 몸이 스트레스 호르몬인 코르티솔을 분비하는데, 이는 식욕 증가로 이어진다. 원시인류가 맹수의 위협을 비롯한 스트레스 상황에 놓였을 때, 일단 에너지를 몸속에 저장하려 했으리라고 상상하는 것은 어렵지 않다. 코르티솔이 높은 상황에서 섭취된 에너지는 지방조직으로 저장되는 경향이 있다. 반면 코르티솔은 근육 분해를 자극해, 아까운 근육단백질을 아미노산으로 바꾼 후 이를 쓰도록 만든다. 한마디로 근육이 녹아나는 것이다. 그 이유는 코르티솔이 직접적으로 세포의 대사 운용 방식에 영향을 주는 것과 관련이 있는데, 특히 코르티솔에 의한 인슐린 저항성 발생과도 상관이 있다. 우울하거나 불안한 상태에서도 마찬가지 현상이 벌어지는데, 질병에 의해 코르티솔이 증가되어 있는 상황(쿠싱병)과 외부에서 코르티솔을 장기간 투여한 경우(의인성 쿠싱증후군)에서도 관찰된다.

이 책에서 다시 언급할, 팔다리는 가늘어지고 배는 나오는 체형은 코르티솔 과잉 상태가 만드는 것이다. 특히 주지할 만한 것으로 수면 습관이 있다. 수면 부족은 상시 코르티솔이 높은 상태, 즉 높은 스트레스 상황을 만들고, 이는 다시 수면의 질을 떨어뜨리는 악순환을 만든다. 그래서 잠이 부족하면 대사적 건강 상태가 급격히 악화되고, 건강하게 먹어도 근육은 축나고 배는 나오는 체질이 된다. 더 안타까운 것은 스트레스 상황에서 편도체(스트레스, 분노 등으로 활성화되는 뇌 부위)가 활성화되고 자제력을 좌우하는 전두엽의 기능은 억제되기 때문에, 건강하지 않은 가공식품 등에 대한 충동이 더 심화된다는 데 있다. 결국 건강하고 자극적이지 않은 식사를 실천하기가 더욱 어려워지는 것이다.

I 혼자 vs 함께, 사회적·정신적 요인 I
사회적·정신적 요인도 식욕에 영향을 준다. 사람은 축제나 모임, 다른 사람들과 식사를 할 때 혼자 있을 때보다 더 많이 먹는 경향이 있다. 사람들과 함께 있으면 타인이 먹는 양과 종류를 모방하게 되는 경향도 있다. 광고와 마케팅 전략도 음식 선택과 식욕에 실질적인 영향을 미친다. 아주 맛있어 보이는 식품의 광고를 보거나, 맛있는 음식의 포장지를 보는 것만으로 '먹고 싶다'는 갈망이 생길 수 있다. 이러한 자극을 접하는 것만으로 우리 뇌의 도파민 회로는 이미 영향을 받는데, 결국 음식을 주문할 가능성이 커진다.

사람의 뇌는 이 모든 정보를 수집하여 종합적인 '식욕 상태'를 결정한다. 그리고 이 식욕 상태가 특정 임계치에 도달하면 뇌는 우리가 먹는 것을 멈추게 만드는 트리거를 발동시킨다. 이는 포만감이나 불편함과 같은 감각을 통해 실현된다. 이러한 식욕에 영향을 주는 다양한 인자들이 있는데, 수면(부족하면 식욕이 증가함), 운동(정기적인 운동은 식욕을 정상화함), 여러 가지 약제, 임신, 노화 등을 들 수 있다.

가속노화를 부르는 '빌런', 초가공식품

초가공식품에는 단백질이나 섬유질이 부족하고, 단순당과 정제곡물이 과도하게 들어 있는 경우가 많다. 특히 단순당과 정제곡물은 젊은 성인에게는 노화의 속도를 가속하는 '빌런'이다. 정제곡물과 이를 주재료로 만든 음식(흰쌀밥, 국수, 빵, 떡, 쿠키)은 위장에 들어가면 아밀라아제amylase에 의해 빠르게 단순당으로 분리되므로, 실질적으로 단순당과 다르지 않다. 외피만 벗긴 통곡물은 겨, 배아 등이 붙어 있어 소화와 흡수가 천천히 이루어지고 혈당도 천천히 올리지만,

단순당과 정제곡물은 섭취하는 즉시 혈당 피크를 만든다.

초가공식품이 만든 혈당 피크는 인슐린의 과도한 분비를 유발해 혈당을 빨리 떨어뜨린다는 점에서 문제다. 포도당은 인슐린 처리 과정을 거쳐 근육과 지방조직 그리고 간과 근육에 존재하지만 건강한 상태에서는 존재하지 않아야 하는 지방세포와 지방 방울들, 이렇게 세 곳에 저장되는데, 근육 기능이 낮거나 인슐린 저항성이 심한 몸일수록 지방조직과 원래는 없어야 하는 지방세포로 포도당이 저장된다. '원래는 없어야 하는 지방세포와 지방 방울들'은 인위적으로 영양을 과잉 공급해 만든 마블링 소고기와 푸아그라 간을 생각하면 이해가 쉽다.

건강하고 대사적인 해악이 없으며, 때로는 열 생성을 통해 지방을 태워버릴 능력이 있는 피하지방과 달리, 특히 혈당 피크의 반복과 많은 인슐린 분비에 따라 양이 크게 늘어나는 복부 지방과 지방 간, 근육내지방은 염증 물질을 분비해 만성염증을 만들고 전신의 인슐린 저항성을 악화시킨다. 만성염증은 근손실을 초래하기도 한다. 더 나쁜 점은, 이러한 건강하지 않은 지방 분포는 식욕을 떨어뜨리고 대사 건강을 좋게 만드는 지방 호르몬adipokine(지방세포가 분비하는 여러 물질)의 분비는 줄이고, 포만감을 느끼게 만드는 호르몬인 렙틴에 대한 두뇌의 저항성을 촉진한다는 것이다.

특히 초가공식품에 많이 함유된 과당은 주로 간을 통해 대사 과정이 진행되어 여러 대사적 변화를 초래하는데, 이는 방금 설명한 만성염증과 렙틴 저항성을 악화하는 데 그치지 않는다. 피하지방은 추위에 노출되면 열을 만들어 에너지를 소모하는 특성을 가지는데, 과당은 이렇게 베이지색을 띤 피하지방을 더 하얗게 만들어, 열 생산 능력을 상실하게도 만든다(피하지방이 베이지색이 된다는 표현은 어린이나 생쥐에서 발견되는, 열을 생성하는 특별한 기능을 가진 갈색지방 brown fat의 성향을 띠게 되는 것에 빗댄 것이다). 결국 배가 나오는 등 비만해진 몸임에도 불구하고 기초대사량이 오히려 줄어들어 물만 먹어도 살이 찌는 체질이 되고 마는 것이다.

한편 인슐린이 만들어낸 혈당의 급락은 스트레스 호르몬인 코르티솔과 식욕 촉진 호르몬인 그렐린의 분비를 촉진한다. 앞서 살펴본 것처럼, 코르티솔 분비는 식욕 증가, 인슐린 저항성 심화, 지방 축적, 근손실을 일으킨다. 만성염증과 코르티솔은 사람을 배는 점점 나오고 팔다리는 가늘어지는 ET형 체형으로 만든다. 이렇게 탄수화물의 섭취가 혈당 피크와 급락을 유발해 비만을 만든다는 가설이 바로 비만의 탄수화물-인슐린 모델이다.

❙ 몸의 고장, 인지기능의 감퇴 ❙

이 과정이 장기간 반복되면 어떻게 될까? 우선 인슐린 저항성이 점점 심해진다. 이는 ET형 체형을 만드는 것을 넘어 전신의 가속노화 accelerated aging를 초래할 수 있다. 인슐린 저항성은 분자 수준에서의 산화 스트레스를 증가시킬 수 있으며, 만성염증을 악화해 세포 노화를 가속화시킬 뿐 아니라 혈관 노화를 악화시키며, 만성질환의 발병을 앞당기는 등 전반적으로 몸의 고장 상태가 더 빠르게 심화되도록 만들 수 있다.

또 초가공식품의 섭취가 장기적으로는 인지기능의 더 빠른 감퇴와도 연관되어 있다는 것이 관찰된 바 있다. 나탈리아 고메스 곤사우베스Natalia Gomes Gonçalves 등이 브라질의 약 1만 1천 명(평균 나이 52세)의 인지기능 경과를 8년간 분석했을 때 초가공식품을 가장 많이 섭취하는 사람들은 가장 적게 섭취하는 사람들에 비해 전반적인 인지기능 감퇴 속도가 25% 빨랐다. 왜 그럴까? 고혈당과 췌장에서 쏟아내는 인슐린이 만나면 뇌에서는 아밀로이드 베타의 축적 속도가 빨라지는데, 이는 치매를 일으키는 원인이 되기 때문이다.

한편 인슐린은 물과 소금이 콩팥으로 배설되는 것을 억제해서 부종을 만드는 특성이 있는데, 이 결과로 낮에 발생한 부기는 수면 무호흡증을 초래하기도 하고, 요의 때문에 밤중에 깨는 횟수를 늘리기도 한다. 회복수면중에 글림프 체계를 거쳐 아밀로이드 베타 단백질을 제거하는 메커니즘적 작용에도 장애가 생기는 것이다. 이런 변화는 혈압을 높이고 혈관내피세포의 기능을 떨어뜨려, 전반적인 혈관 노화를 가속화하기도 한다.

일찍, 그리고 오래 아플 가능성

우려되는 점은 지난 50년간 증가한 당류 섭취와 함께 우리나라 사람들의 비만율이 급증하고 있다는 것이다. 국민건강영양조사 분석에 따르면, 30~49세 남성의 비만 비율은 1998년 30.6%였으나 2018년에는 49.3%까지 증가했다. 같은 연령대의 여성 비만 비율은 1998년 24.8%, 2018년 24.3%로 큰 변화가 없어 괜찮아 보일 수 있지만, 문제는 평균 체지방률이 29.9~31.1%(2021년)에 이른다는 것이다. 남성의 절반은 비만, 여성의 절반은 마른 비만을 경험한다고 볼 수 있다. 젊은 성인은 다른 연령에 비해 탄수화물 에너지 섭취 비율은 높지만 잡곡 섭취와 과일 섭취는 낮았다(그림 2). 결국 단순당과 정제곡물을 많이 먹고 있는 셈이다.

남성의 경우 고령층으로 갈수록 비만 비율이 낮아지는데, 과거부터 현재까지 종단적으로 보았을 때와 현재 시점에서 횡단적으로 연령별로 보았을 때 모두 식생활과 비만의 연관성이 잘 드러난다. 한편 왕이잉Wang Yiying 등이 유럽인 약 3만 5천 명의 생물학적 나이를 분석한 자료에서는 비만, 흡연, 만성염증, 음주 등이 가속노화와 관련이 있었다. 그런 면에서 한국의 많은 젊은 성인은 가속노화를 경험하고 있을 가능성이 높다. 반대로 사람과 실험동물을 포함한 연구에서, 단순당과 정제곡물을 줄이거나 대사 과잉을 억제하는 방향으로 식사를 유지하면 노화 속도는 뚜렷하게 느려졌다.

이런 점을 고려해 현재의 통계 데이터만 놓고 보면, 노화의 액셀러레이터를 꾸준히 밟는 안타까운 결과로 오늘날 보통의 젊은 성인들은 부모 세대보다 일찍 만성질환을 겪으며(하지만 의학 기술의 발전으

그림 2 우리나라 사람들의 연령별 식생활 평가

잡곡 섭취

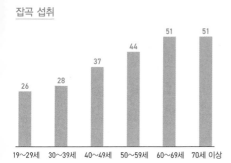

26 (19~29세)
28 (30~39세)
37 (40~49세)
44 (50~59세)
51 (60~69세)
51 (70세 이상)

과일 섭취

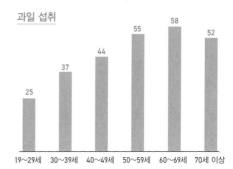

25 (19~29세)
37 (30~39세)
44 (40~49세)
55 (50~59세)
58 (60~69세)
52 (70세 이상)

우유 및 유제품 섭취

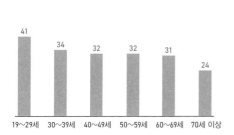

41 (19~29세)
34 (30~39세)
32 (40~49세)
32 (50~59세)
31 (60~69세)
24 (70세 이상)

탄수화물 에너지 섭취 비율

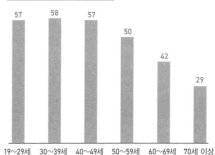

57 (19~29세)
58 (30~39세)
57 (40~49세)
50 (50~59세)
42 (60~69세)
29 (70세 이상)

*항목별 점수(10점 또는 5점)를 100점 기준으로 환산

- 가장 점수가 낮은 우유 및 유제품 항목의 경우 모든 연령에서 50점 미만이었다.
- 잡곡과 과일 섭취 항목의 경우 20~30대에서 매우 낮았으며, 탄수화물 에너지 섭취 비율은 70세 이상 노인에서 가장 낮았다.

전반적인 식생활 개선을 위해 우유 및 유제품, 잡곡, 과일 섭취량을 늘려야 하며, 특히 20~30대의 경우 잡곡과 과일, 60대 이상 노인은 고기, 생선, 계란, 콩류, 우유 및 유제품 등 다양한 식품을 매일 골고루 먹는 노력이 필요하다.

로 수명이 연장되어) 보다 오랜 기간 병을 앓을 가능성이 높다.

식사를 바꿔야 한다고 말하면 곧바로 볼멘소리가 나온다. '바빠서 할 수 없다' '공간이 좁다' '식단을 하려면 돈이 많이 든다' '몰라서 못 하는 게 아니다' 등등······ 내가 매일 듣는 말이다. 하지만 좋은 소식이 있다. 아주 단순하고, 원재료가 비교적 값싸고, 우리나라의 일반적인 식사를 바탕으로 구성할 수 있으면서 가속노화를 막아줄 수 있는 식단이 있다. 바로 저속노화 식사법인 MIND 식사다. 다음 장에서 저속노화 식사법의 기본 특성과 원리 그리고 효과를 살펴보자.

지금 저속노화 식사를 시작해야 하는 이유 ✎

❶ 사람은 단맛, 짠맛, 지방맛을 좋아하도록 설계되었으며, 현재 출시되는 초가공식품은 그 맛을 극단적으로 높인 수준이라 건강에 해가 된다.

❷ 초가공식품에 과도하게 포함된 단순당과 정제곡물(흰쌀밥, 국수, 빵, 떡, 쿠키)은 노화를 가속화하는 빌런이다.

❸ 현재의 평균적인 젊은 성인들은 부모 세대보다 일찍 만성질환을 경험하지만, 의학 기술의 발전으로 기대여명이 늘어났기 때문에 부모 세대보다 오랜 기간 아플 가능성이 높다.

❹ 이 책에서 중점적으로 소개할 저속노화 식사(MIND 식사)는 원재료가 비교적 값싸고 만들기 쉬우며 가속노화를 막을 수 있다.

100세 시대,
핵심은 뇌 건강이다

저속노화 식사의 특징과 차별점

저속노화 식사는 무엇이 다른가

저속노화 식사법인 MIND 식사는 지중해식 식사와 대시DASH 식사
의 구성 요소를 기반으로, 자연식물식에 중점을 두고 동물성 음식
과 포화지방이 높은 음식의 섭취를 제한하는 식단이다. 이 개념을
이해하려면 우선 지중해식 식사와 대시 식사를 짚어볼 필요가 있다.
이후 MIND 식사가 여느 식사법과 어떻게 다르고 어떤 특징이 있는
지 자세히 살펴보겠다.

만성질환의 위험 감소, 지중해식 식사

지중해식 식사는 지중해 연안 국가인 그리스, 이탈리아, 스페인, 프랑스 등의 전통적인 식습관을 반영하고 있다. 지중해식 식사는 여러 연구를 통해 암, 심장질환, 당뇨병, 고혈압, 뇌졸중, 치매 등 많은 만성질환의 위험을 감소시키는 것으로 확인되었으며, 적정 체중 유지 및 관리에도 이로움이 입증되었다. 기본적으로 신선한 식품을 다양하게 먹기를 중시하며, 주요한 원칙은 다음과 같다.

신선식품 섭취의 주요 원칙

'진짜' 음식 먹기	가공식품을 최소화하고, 신선하고 자연 그대로인 식품을 섭취한다.
과일, 채소, 통곡물, 콩류, 견과류, 씨앗을 많이 섭취	이러한 식품들이 지중해식 식사의 주요 구성 요소이며, 다양한 필수영양소와 식이섬유를 제공한다.
올리브오일 사용	올리브오일은 지중해식 식사의 주요 건강 지방원이며, 포화지방과 트랜스지방 대신 식물성 불포화지방을 공급한다.
주로 생선, 채소와 과일, 가끔은 닭과 오리를, 드물게는 붉은 고기를 섭취	지중해식 식사는 주로 식물성 음식을 섭취하며, 생선과 해산물을 자주 먹는다. 닭고기와 오리고기는 가끔 섭취하며, 붉은 고기(돼지고기, 소고기)는 조금만 섭취한다.
적절한 와인 섭취	일반적으로 식사에 곁들이며, 과음하지 않는다.
유산소운동	지중해식 식사는 건강한 생활 방식의 일부로 유산소운동을 포함한다.

고혈압의 예방·관리, 대시 식사

대시 식사는 DASH, 'Dietary Approaches to Stop Hypertension'
의 약자로, 고혈압을 예방하고 관리하기 위해 고안된 식단이다. 대시
식사의 기본 권고 사항은 다음과 같다.

- 채소, 과일, 통곡물을 섭취할 것
- 지방이 없거나 적은 유제품, 생선, 가금류, 콩, 견과류, 그리고 식물성 기
  름을 포함할 것
- 포화지방이 많은 음식(고지방 육류, 전지방 유제품, 코코넛, 팜핵유와 팜유 등
  열대성 기름)을 제한할 것
- 당분이 많이 들어 있는 음료와 단맛이 강한 음식을 제한할 것

대시 식사에 따라 하루 2,000Kcal 섭취를 기준으로 식재료를 구
성해보면 오른쪽과 같다.

식재료만 보면 식단이 머릿속에 바로 그려지지 않을 수 있다. 지중
해식 식사는 이미 사람들이 하고 있는 것을 '식사법'으로 정리한 것
으로, 복합탄수화물과 식물성 단백질, 올리브오일 섭취를 강조하며
동물성 단백질, 특히 붉은 고기를 피하는 것이 핵심 포인트다. 대시
식사는 혈압을 낮추는 것이 주목적이라, 칼륨이 풍부한 과일과 채소
를 많이 먹고 나트륨을 제한하는 것에 주로 초점이 맞춰져 있다.

대시 식사에 따른 식재료 구성(하루 2,000Kcal 섭취 기준)

소금	하루 섭취량 2,300mg 이하
곡물	하루에 6~8회분 ＊1회분: 조리된 1/2컵의 시리얼, 밥, 파스타, 빵 1조각 혹은 건조 시리얼 28g 정도
채소	하루에 4~5회분 ＊1회분: 1컵의 신선한 잎채소, 1/2컵의 절단한 생채소나 요리한 채소, 혹은 1/2컵의 채소주스
과일	하루에 4~5회분 ＊1회분: 중간 크기의 과일 하나, 1/2컵의 신선한 냉동 과일 혹은 통조림 과일, 혹은 1/2컵의 과일주스
지방이 없거나 적은 유제품	하루에 2~3회분 ＊1회분: 1컵의 우유 및 요구르트, 42g의 치즈
저지방 육류, 가금류, 생선	하루에 6회분이나 그 이하 ＊1회분: 28g의 조리된 고기, 가금류, 생선, 혹은 1개의 계란
견과류, 씨앗, 또는 건조 콩과 완두	일주일에 4~5회분 ＊1회분: 1/3컵의 견과류, 2큰술의 땅콩버터, 2큰술의 씨앗, 혹은 1/2컵의 요리한 건조 콩 또는 완두
지방과 기름	하루에 2~3회분 ＊1회분: 1작은술의 부드러운 마가린, 1작은술의 식물성 기름, 1큰술의 마요네즈 혹은 2큰술의 샐러드드레싱
단 음식(후식)과 첨가당	일주일에 5회분이나 그 이하 ＊1회분: 1큰술의 설탕, 젤리, 잼, 1/2컵의 셔벗 혹은 1컵의 레몬에이드

※ 이 책의 단위에 나오는 모든 1컵은 미국의 8온스 컵으로, 약 236.5ml이다.

인지기능 강화와 치매 위험 감소, 저속노화 식사

저속노화 식사법인 MIND 식사는 뇌 건강과 인지기능을 보호하는데 초점을 맞춘다. 이 식사는 대시 식사와 지중해식 식사의 원칙을 결합하되, 뇌 건강에 이로운 식품을 강조한다. 다만 MIND 식사가 대시 식사 및 지중해식 식사와 다른 점이라면 베리류와 푸른잎채소 green leafy vegetables의 섭취를 특히 권장한다는 점인데, 이는 지중해식 식사와 대시 식사에서 과일을 두루 먹어야 한다고 강조하는 것과는 차이가 있다. 또 높은 유제품 섭취량(대시 식사), 빈번한 생선 식사 (지중해식 식사)를 명시적으로 권장하지도 않는다. 이러한 차이점은 MIND 식단이 그동안 연구가 축적된 치매 예방과 연관된 음식과 영양소를 특히 강조하는 것에서 알 수 있다. 그러나 MIND 식사의 큰 틀은 지중해식 식사나 여타 장수 식사의 공통된 특성을 모아놓은 블루존 식사에서 크게 벗어나지 않는다. MIND 식사의 기본적인 권고 사항은 다음과 같다.

- **푸른잎채소:** 일주일에 6회분 이상 섭취(1회분: 신선한 푸른잎채소 1컵)
- **다른 채소:** 매일 1회분 이상 섭취(1회분: 1/2컵의 절단한 생채소나 조리한 채소)
- **베리류:** 일주일에 2회분 이상 섭취(1회분: 생·냉동은 1/2컵, 건조 베리류는 1/4컵)

- **견과류:** 일주일에 5회분 이상 섭취(1회분: 1/3컵)
- **올리브오일:** 주 요리용 기름으로 사용
- **통곡물:** 매일 3회분 이상 섭취(1회분: 1/2컵)
- **생선:** 일주일에 1회 이상 섭취
- **콩:** 일주일에 3회 이상 섭취
- **가금류:** 일주일에 2회 이상 섭취

MIND 식사에서는 다음과 같은 음식들을 제한하거나 피하도록 권고한다.

- **붉은 고기:** 일주일에 4회 미만 섭취
- **버터와 마가린:** 하루에 1큰술 미만 섭취
- **치즈:** 일주일에 1회 미만 섭취
- **튀김류, 패스트푸드:** 일주일에 1회 미만 섭취
- **페이스트리, 단 음식:** 일주일에 5회분 미만 섭취(1회분: 페이스트리 70g, 초콜릿 30g)

| 베리류와 푸른잎채소의 효과 |

MIND 식사에서 베리류와 푸른잎채소를 특별히 권고한 것은 인지기능과 관련된 역학적인 근거들과 상관이 있다. 많은 사람을 대상으로 실시한 연구에서 채소를 많이 먹는 것이 인지기능 저하를 늦추

는 것과 연관된다고 입증되었다. 특히 푸른잎채소의 효과가 가장 강력하게 관찰되었다. 또한 동물실험에서 베리류의 섭취가 기억력과 학습 능력을 향상하는 것으로 나타났고, 미국 간호사건강연구Nurses' Health Study에서는 베리류가 인지기능 저하를 늦추는 것으로 나타났다. 오히려 미래의 인지기능 저하나 치매의 발병 여부를 측정한 전향적 역학 연구에서 전반적인 과일 섭취의 보호 효과는 유의하게 관찰되지 않았다. 따라서 MIND 식사에서는 모든 과일을 자주 섭취할 것을 강조하지는 않고, 주로 베리류와 푸른잎채소의 섭취를 강조하는 것이다.

생선 섭취에 대한 연구에서는 생선을 주 1회 먹는 것만으로도 치매 위험이 줄어들었으며, 섭취 횟수가 주 1회를 초과하면 추가적인 보호 효과가 없었다. 이 점을 고려해 생선을 자주 섭취하도록 권고하는 지중해식 식사의 통상적 지침과 달리 MIND 식사는 생선을 주 1회 이상만 섭취하도록 권고한다.

| 올리브오일의 효능 |

프레디메드PREDIMED, PREvención con DIeta MEDiterránea의 연구에서는 성인(평균 나이 약 75세) 522명을 대상으로 지중해식 식사에 더한 올리브오일 보충, 지중해식 식사에 더한 견과류 보충이 통상적인 저지방식 식사에 비해 인지기능 개선에 도움이 되는지 비교했다. 영양 중재 6.5년 후 인지기능을 평가했고, '지중해식 식사+올리브오일 보충'

표 1 대시·지중해식·MIND 식사의 점수표

대시 식사		지중해식 식사		MIND 식사	
구성 요소	최고점	구성 요소	최고점	구성 요소	최고점
곡물 매일 7회분 이상	1	**비정제곡물** 매일 4회분 초과	5	**통곡물** 매일 3회분 이상	1
채소 매일 4회분 이상	1	**채소** 매일 4회분 초과	5	**푸른잎채소** 일주일에 6회분 이상	1
		감자 매일 2회분 초과	5	**그 외 채소** 매일 1회분 이상	1
과일 매일 4회분 이상	1	**과일** 매일 3회분 초과	5	**베리류** 일주일에 2회분 이상	1
유제품 매일 2회분 이상	1	**지방을 제거하지 않은 유제품** 일주일에 10회분 이하	5		
고기, 가금류, 생선 매일 2끼 이하	1	**붉은 고기** 일주일에 1끼 이하	5	**붉은 고기나 그 가공품** 일주일에 4끼 미만	1
		생선 일주일에 6끼 초과	5	**생선** 일주일에 1끼 이상	1
		가금류 일주일에 3끼 이하	5	**가금류** 일주일에 2끼 이상	1
견과류, 씨앗, 콩류 일주일에 4회분 이상	1	**콩류, 견과류** 일주일에 6회분 초과	5	**콩류** 일주일에 4회분 이상	1
				견과류 일주일에 5회분 이상	1
				패스트푸드, 튀김류 일주일에 1회 미만	1
지방류 전체 칼로리의 27% 이하	1				
포화지방 전체 칼로리의 6% 이하	1				

대시 식사		지중해식 식사		MIND 식사	
구성 요소	최고점	구성 요소	최고점	구성 요소	최고점
		올리브오일 하루에 1회분 이상	5	**올리브오일** 주 요리 기름으로 사용	1
				버터, 마가린 하루에 1큰술 미만	1
				치즈 일주일에 1회 미만	1
당류 일주일에 5회분 이하	1			**페이스트리, 단 음식** 일주일에 5회분 미만	1
나트륨 일주일에 2,400mg 이하	1				
		알코올 (12%의 와인 기준) 하루에 300ml 미만	5	**술이나 와인** 하루에 1잔	1
만점	10	만점	55	만점	15

과 '지중해식 식사+견과류 보충' 처방은 모두 저지방식 식사에 비해 유의미하게 인지기능 개선 효과가 좋았다. 이러한 점을 고려하여 MIND 식사에서는 지중해식 식사와 마찬가지로 올리브오일을 주요한 요리용 기름으로 사용할 것을 추천하며 견과류 섭취도 권고한다.

반면 포화지방과 트랜스지방을 많이 섭취하고, 불포화지방산(고도불포화지방산PUFA을 포함)을 적게 섭취하는 식단 구성은 더 빠른 인지기능 저하나 치매 발생 위험도 증가와 연관이 있다. MIND 식사는 특히 인지기능 저하에 작용할 수 있는 음식 섭취를 제한하는 데 초점을 맞추고 있으며 붉은 고기나 가공육, 버터와 마가린, 치즈, 과자와 후식류, 튀김류와 패스트푸드 등의 포화지방, 트랜스지방 섭취와 연관된 음식들의 섭취를 제한하도록 한다.

I MIND 식사의 핵심 I

특성들을 요약하면 MIND 식사는 인지기능 강화 및 치매 위험 감소에 초점을 두고 설계되었으며, 베리류와 푸른잎채소의 섭취를 강조하고, 생선은 주 1회 이상 섭취하는 것을 권장한다. 지중해식 식사의 개념에 따라 올리브오일을 주 요리용 기름으로 사용하며 견과류 섭취도 권장하지만, 포화지방과 트랜스지방이 많은 음식, 즉 붉은 고기나 가공육, 버터와 마가린, 치즈, 과자와 후식류, 튀김류와 패스트푸드 등의 섭취는 최대한 줄이는 것을 권고한다.

이러한 지침을 따르면 자연스럽게 초가공식품, 특히 정제곡물과 단순당을 최소한으로 섭취할 수 있는 식사로 채워지게 된다. 입맛도 점차 자극적이지 않은 음식에 익숙한 방향으로 바뀌어가게 된다. 이런 식사가 일상으로 자리잡으면 삶의 많은 부분이 달라질 수 있다. 바로 느낄 수 있는 긍정적인 변화들을 다음 장에서 살펴보자.

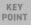

저속노화 식사법의 주요 특징 ✎

❶ 저속노화 식사법(MIND 식사)은 뇌 건강, 치매 예방과 연관된 음식과 영양소를 특히 강조했다는 점에서 단순히 '장수'에 집중한 지중해식 식사와도, '성인병'에 집중한 대시 식사와도 차이가 있다.

❷ 그간 알려진 장수 식단과 달리, 저속노화 식사는 식단에 베리류와 푸른잎채소를 더하고 유제품, 과일, 생선 식사를 명시적으로 권고하지 않는다.

❸ 일상적으로 저속노화 식사법을 실천할 경우 건강과 삶의 많은 부분이 달라질 수 있다.

나이에 상관없이
젊음을 유지하고 싶다면

치매, 당뇨, 집중력을 한번에 해결한다

치매, 예방 가능하다

저속노화 식사인 MIND 식사와 지중해식 식사, 그리고 대시 식사 모두 인지기능 저하를 예방하는 효과가 있다고 알려져 있다. 지금까지 최소한 56개 이상의 연구(관찰연구와 중재연구 포함)가 논문으로 출간되었다. 〈그림 3〉은 MIND 식사(A), 지중해식 식사(B). 대시 식사(C)를 따르는 정도에 따라 보이는 알츠하이머 치매 예방 효과에 대한 그래프다. (D)는 MIND 점수가 높은 사람이 시간에 따른 인지기능 감퇴 속도가 낮음을 보여준다.

| MIND 식사에 대한 수많은 연구 |

그중 효과가 비교적 강력하고 일관되며, 이 책의 주인공이기도 한 MIND 식사를 중심으로 건강한 식사의 인지기능 감퇴 예방 효과를 더 알아보자.

마사 클레어 모리스Martha Clare Morris 등의 연구에서 MIND 식사는 알츠하이머 치매 발생 위험의 감소와 연관되어 있음이 보고되었다(그림 3). 이 연구에서는 58~98세의 성인 923명을 4.5년간 추적관찰하며 매년 인지기능을 평가했는데, MIND 식사를 가장 엄격하게 준수한 그룹(평균 MIND 점수 9.6점)은 가장 준수하지 않은 그룹(평균 MIND 점수 5.6점)에 비해 알츠하이머 치매 발생 위험이 53% 낮았다. 중간 정도로 MIND 식사를 따른 사람들(평균 MIND 점수 7.5점) 역시 마찬가지의 비교에서 치매 발생 위험이 35% 낮았다. 지중해식 식사 점수로 평가해도 비슷한 결과가 나오는데, 가장 나쁜 그룹에 비해 가장 엄격하게 준수한 그룹의 알츠하이머 치매 발생 위험이 54% 낮았다. 대시 식사를 이용한 같은 분석에서는 알츠하이머 치매 발생 위험율이 39% 낮았다.

모리스 그룹의 또다른 연구에서는 MIND 식사가 시간이 지남에 따른 인지기능 저하의 속도와 연관되어 있는지 분석했다. 960명(평균 81.4세)의 인지기능을 평균 4.7년 추적관찰했으며, 식사 기록에서 MIND 점수를 계산해서 가장 점수가 높은 그룹, 중간 점수를 받은 그룹, 가장 점수가 낮은 그룹으로 나눴다(그림 3-D). 이때 가장 점수

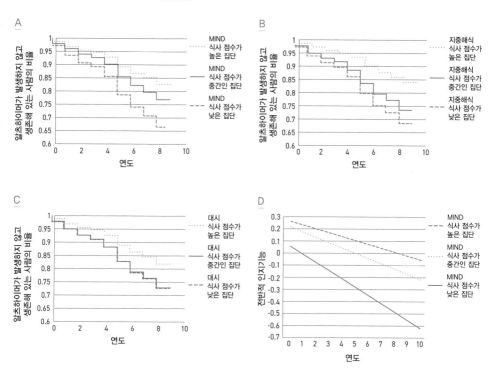

그림 3 각 식단별 치매 예방 효과

표 2 MIND 식사 점수표

식품	0점	0.5점	1점
푸른잎채소 (시금치, 케일, 상추 등 쌈채소)	일주일에 2회분 이하	일주일에 3~5회분	일주일에 6회분 이상
푸른잎채소 외 채소 (당근, 브로콜리, 피망, 감자, 토마토, 호박, 가지 등)	일주일에 5회분 미만	일주일에 5~6회분	매일 1회분 이상
베리류 (딸기, 블루베리 등)	일주일에 1회분 미만	일주일에 1회분	일주일에 2회분 이상
견과류	한 달에 1회분 미만	한 달에 1회분~ 일주일에 4회분	일주일에 5회분 이상
올리브오일	주 요리용 기름으로 사용하지 않음		주 요리용 기름으로 사용
버터, 마가린	하루에 2큰술 초과	하루에 1~2큰술	하루에 1큰술 미만
치즈	일주일에 7회 이상	일주일에 1~6회	일주일에 1회 미만
통곡물	하루에 1회분 미만	하루에 1~2회분	매일 3회분 이상
튀기지 않은 생선류	거의 먹지 않음	한 달에 1~3끼	일주일에 1끼 이상
콩류	일주일에 1회분 미만	일주일에 1~3회분	일주일에 4회분 이상
튀기지 않은 가금류	일주일에 1끼 미만	일주일에 1끼	일주일에 2끼 이상
붉은 고기와 가공품 (돼지고기, 소고기, 양고기, 소시지, 햄, 베이컨 등)	일주일에 7끼 이상	일주일에 4~6끼	일주일에 4끼 미만
튀김류, 패스트푸드	일주일에 4회 이상	일주일에 1~3회	일주일에 1회 미만
페이스트리, 단 음식 (쿠키, 케이크, 도넛, 사탕, 아이스크림 등 디저트)	일주일에 7회분 이상	일주일에 5~6회분	일주일에 5회분 미만
와인	하루에 2잔 이상 혹은 마시지 않음	한 달에 1잔~ 일주일에 6잔	하루에 1잔*
만점	15		

*와인 1잔을 MIND의 점수표에서는 긍정적으로 보지만, 최신 연구 결과를 고려하면 아예 술을 마시지 않는 것이 여러 질병을 예방하는 데 더 좋아 보인다.(저자주)

가 낮은 그룹은 점수가 높은 그룹에 비해 관찰 기간 동안 인지기능이 나빠지는 속도가 눈에 띄게 빨랐다. 점수가 가장 높은(안전한) 그룹은 가장 낮은(위험한) 그룹에 비해 10년으로 환산했을 때 2.5년 정도(75% 속도 저하)만 전반적 인지기능이 나빠지는 영향이 있었다.

MIND 점수는 인지기능 영역의 일화 기억, 언어 기억, 지각 조직화, 지각 속도, 작업 기억 모두의 감퇴 정도와 유의미하게 연관되어 있었다. 요약하면 MIND 점수가 높은 사람은 전 영역의 인지기능 감퇴 속도가 느려졌던 것이다.

알린 토마Aline Thomas 등은 보르도의 노인 1,412명(평균 나이 75.8세)을 평균 9.7년 추적관찰한 연구에서 프랑스식 MIND 식사의 인지기능 감퇴 예방 효과를 분석했다. 이 연구에서는 프랑스인이 미국인에 비해 생선 섭취가 많고 베리류 과일 섭취는 적은 등의 식습관 차이를 고려하여 점수표를 약간 조정했는데, 15점 만점의 MIND 점수가 1점 높을 때마다 전체 치매와 알츠하이머 치매의 위험성이 각각 11%, 12% 감소하는 효과가 있었다. 또한 MRI를 통해 확인한 뇌 영상 분석에서는 MIND 점수가 높은 사람들이 백색질의 미세 구조가 보다 더 잘 보존될 가능성이 높았다.

오스트레일리아에 사는 1,207명(60~64세)의 인지기능 변화를 12년간 관찰한 다이앤 호스킹Diane E. Hosking 등의 연구에서는 MIND 식사의 준수 정도에 따라 인구 집단을 세 그룹으로 나눠 12년간 경도인지장애나 치매 발생 여부를 추적했다. 그 결과 MIND 점수가 가장 높은 그룹은 가장 낮은 그룹에 비해 나이, 성별, 만성질환 유무 등을 모두 포함해 보정한 이후에도 경도인지장애나 치매 발생 가능성이 53%나 낮았다.

이 연구에서 흥미로운 점은 두 가지 형태로 지중해식 실천 정도를 계량화한 식사 점수는 인지기능 저하와 유의미한 관계가 없었다는 점이다. 생선과 과일을 매일 먹으라고 권하는 지중해식 식사에 비해 MIND 식사는 '먹어야 하는 것' 면에서는 더 느슨하다. 또한 MIND 식사의 강점으로 베리류와 푸른잎채소 섭취를 강조한다는 점은 다른데 이는 MIND 식사의 강점이다. 다만 이 오스트레일리아의 연구에서는 통계적으로 떼어놓고 분석했을 때 MIND 식사에서 견과류 섭취가 유의미했다고 하지만, 견과류는 지중해식 식사에도 들어 있기에 이것만으로는 충분히 설명되지 않는다.

관건은 '더하기'가 아니라 '빼기'

MIND 식사와 지중해식 식사의 가장 큰 차이는 무언가를 '빼는' 데에 있다. MIND 식사에서 빼기를 권하는 튀김류, 버터, 마가린, 치즈, 페이스트리와 단 후식 등은 모두 초가공식품이나 이와 유사한 음식들로, 단순당과 정제곡물을 동반한다. 버터, 마가린, 튀김에 여러 기름도 많이 들어가지만, 튀기는 재료 자체가 가공한 감자(감자튀김),

탄수화물 튀김옷을 입힌 닭(치킨) 등 정제곡물이 들어가는 경우가 많고, 버터나 마가린 역시 빵에 발라 먹는 등 정제곡물을 곁들이기 쉽다. MIND 식사에서 줄이기를 권하는 또다른 식품으로는 붉은 고기가 있다. 단순당, 정제곡물, 튀김 기름 그리고 붉은 고기의 공통점은 무엇일까?

단순당, 정제곡물, 붉은 고기 모두 인슐린 분비를 유발하며 노화의 가속페달인 엠토르mTOR를 활성화한다. 엠토르는 세포의 분열, 성장, 근육의 단백질 합성 등을 관장하는데, 대사 과잉이 있는 현대인에게서 엠토르가 과도하게 활성화되면 생물학적 노화 속도가 빨라진다.

엠토르에는 두 가지 아형subtype이 존재하는데, 노화의 가속페달이자 염증을 심화하지만 근육의 성장에도 필수적인 mTORC1과 대사적 건강을 유지하는 데 필수 역할을 하는 mTORC2로 나뉜다. 지금까지 나온 모든 엠토르 억제제는 둘을 동시에 억제해 장기간 사용할 경우 인슐린 저항성, 이상지질혈증이 발생한다.

하지만 동물실험에서 엠토르를 억제했을 때 나타나는 좋은 효과는 대부분 먹는 습관만으로도 만들어낼 수 있다. MIND 식사나 블루존 식사처럼 콩으로 식물성 단백질을 많이 섭취하는 것이다. 반대로 동물성 단백질 섭취는 최소화해야 하는데, 붉은 고기에 상대적으로 많이 들어 있는 류신, 이소류신, 발린을 비롯한 가지사슬아미노산BCAA, Branched-Chain Amino Acid은 엠토르를 활성화하는 대표적인 성분이다.

붉은 고기에는 탄수화물이 없지만, 그 대신 가지사슬아미노산 함유량이 높아 대표적 노화 가속페달인 인슐린 분비를 자극하기도 한다. 인슐린 분비가 지속되면 그 자체로도 근육과 지방, 간, 뇌 등 주요한 대사 장기를 구성하는 세포의 인슐린 저항성을 높이는데, 이 결과로 ET 체형이라는 악순환이 진행되면 인슐린 저항성은 더욱 심화된다. 동물성 지방이나 트랜스지방은 만성염증을 격화하고, 만성염증 역시 인슐린 저항성을 만든다.

⏐ 비만, 당뇨, 치매를 유발하는 인슐린 저항성 ⏐

앞에서 잠깐 살펴보았던 것처럼, 인슐린 저항성은 비만, 당뇨를 비롯한 대사질환만 만들고 끝나는 것이 아니라 뇌에도 영향을 준다. 인슐린 저항성은 뇌의 신경세포(뉴런)가 에너지를 적절히 흡수하지 못하게 만든다는 연구 결과가 있다. 인슐린 저항성이 증가되면 알츠하이머의 발병 기전으로 알려진 아밀로이드 베타 단백질의 생성이 빨라지며, 반대로 제거는 원활하게 진행되지 못한다. 아밀로이드가 세포 바깥으로 나와 뭉쳐 신경독성이 증가할 수 있다는 실험연구 결과들이 존재한다.

뇌의 인슐린 저항성이 해마의 기능을 떨어뜨린다는 보고도 있다. 사람 대상 연구에서 2형 당뇨병은 치매의 예방 가능한 위험 인자로도 잘 정립되어 있다. 당뇨병은 치매의 위험성을 2~5배 증가시킨다.

이처럼 치매와 인슐린 저항성의 연관성이 워낙 강력하다보니, 최근에는 치매를 '3형 당뇨병'이라 부르는 과학자들이 늘고 있을 정도다 (참고로 1형 당뇨병은 인슐린 분비가 되지 않아서 혈당이 오르는 것, 2형 당뇨병은 인슐린 저항성으로 인해 혈당이 오르는 것을 의미한다).

MIND 식사에서 많이 먹도록 권고하는 섬유질이 많은 음식과 당지수가 낮은 베리류 과일은 혈당 변동성을 최소화해서 췌장이 인슐린을 분비할 일이 없도록 만든다. 이런 효과가 두뇌의 인슐린 저항성 발생과 알츠하이머 병변 축적, 그리고 인지기능 저하를 예방해주는 것이다.

이론적으로만 설명하면 바로 와닿지 않을 수 있다. 하지만 생각해보면, 탄수화물로 가득한 식사를 한 후 브레인 포그를 경험한 적이 있을 수 있다. 이 브레인 포그는 혈당의 급격한 변동으로 발생하는데(지속 혈당 모니터링 장치를 부착해서 확인해보면 명확해진다), 이런 경험이 있다면 적어도 식사가 잘못되었거나 이미 인슐린 저항성이 있는 상태일 가능성이 크다. 실제로 당뇨병을 앓는 중장년 인구를 대상으로 시행한 소규모의 실험적 연구에서 고혈당 상태는 정보 처리, 작업 기억, 집중력, 기분, 활력 등에 악영향을 준다는 보고도 있다. 이 느낌은 MIND 식사에 준하는 혈당 변동성이 낮은 식사를 하면 상당 부분 사라진다. 식곤증도 대부분 사라질 것이다. 나 역시 MIND 식사 점수를 높이면서 작업 기억이나 집중력 등 인지기능이 상당히 개선되는 것을 느꼈다.

단기간 MIND 식단을 잘 지키면 인지기능 점수가 좋아질 가능성도 있는데, 한 무작위 대조연구에서 평균 나이 48세의 비만(평균 체질량지수 32)한 여성을 대상으로 3개월간 MIND 식사를 시행하도록 했고, 중재군(MIND 식사 참여군 22명)을 대조군(15명)과 비교했다. 이때 작업 기억, 구두 식별 기억, 집중력이 유의하게 향상되었으며, 뇌 MRI에서도 하전두회inferior frontal gyrus의 표면적이 증가했다. 그러니 젊은 사람도 실천할 만한 가치가 충분한 것이다.

인구 집단에서의 관찰연구와 메커니즘에 대한 관련 증거를 종합하면, MIND 식사가 적어도 시간에 따른 인지기능의 감퇴 속도를 느리게 해줄 가능성은 충분해 보인다. 아직까지 이만큼의 효과를 보이는 약이나 영양제는 존재하지 않는다.

노년이 가까워질수록 가장 두렵고 걱정되는 질병이 치매다. 특히 치매가 일찍 찾아오면 나 자신과 주변 사람들의 삶에 큰 영향을 준다. 그런 면에서 MIND 식사를 시도해보지 않을 이유가 없다. 게다가 MIND 식사의 장점은 두뇌에만 국한되지 않는다. 다음 장에서 자연스러운 식사가 만들어내는 몸의 변화를 더 자세히 다룬다.

몸과 뇌의 건강을 지키는 방법 ✏️

❶ MIND 식사의 가이드를 따르는 것만으로도 남들이 10년 나이드는
동안 2.5년만 노화할 수 있다.

❷ MIND 식사는 특히 인지기능 감퇴 예방 효과가 높아, 치매 발생
위험을 어떤 약물보다도 낮춘다.

❸ 무엇보다도 치매가 두렵다면, MIND 식사를 시도해보지 않을 이
유가 없다.

❹ 집중력이 떨어지고 혼미하고 졸린 느낌, 식곤증, 집중력 저하 등
을 경험해본 적이 있다면, 연령대와 무관하게 단기간이라도 MIND
식사를 실천해보기를 적극 권한다.

식욕 조절부터
혈당 관리까지

자동으로 따라오는 건강 개선 효과

ET 체형의 악순환 탈출

MIND 식사는 노화에 따른 인지기능 저하 속도를 늦추는 것에 초점을 맞춰 개발되었다. 그러나 대사질환 예방과 체중 감소에 효과가 워낙 좋다고 알려진 지중해식 식사에, 고혈압 예방에 특화되고 체중 감소에도 좋다고 알려진 대시 식사의 특성을 더했기에 기본적으로 체중을 조절하거나, 고장난 몸의 식욕 중추를 정상화하거나, 인슐린 저항성을 개선하는 데에도 효과가 좋을 가능성이 높다.

먼저, 앞에서 다루었던 식욕 조절의 메커니즘을 다시 떠올려보자.

단백질과 지방은 식욕을 떨어뜨리고, 채소와 섬유질을 많이 먹어 배가 차 있으면 역시 식욕이 떨어질 수 있다. MIND 식사에서는 콩, 곡물 등으로 식물성 단백질을 충분히 섭취할 뿐 아니라 가금류, 생선 등으로 동물성 단백질도 섭취한다. 이러한 단백질은 식후 포만감을 유지하게 해준다. MIND 식사는 올리브유와 견과류, 어류에서 건강한 오메가-3 지방산을 충분히 섭취하게 하며, 이러한 지방은 역시 식욕 조절에 도움이 된다.

| 탄수화물과 혈당 관리의 중요성 |

하지만 더 중요한 포인트는 탄수화물과 혈당 관리에 있다. 섬유질과 통곡물 섭취의 중요성을 강조하는 것이 MIND 식사의 주요 포인트다.

복합 탄수화물은 여러 개의 당 분자가 연결된 다당류를 지칭하며, 크게 섬유질과 전분으로 분류할 수 있다. 복합 탄수화물이 흡수되려면 일단 단순 탄수화물(단당류, 이당류)로 나뉘어져야 한다. 현미는 쌀겨가 소화 과정을 방해하므로, 전분이 단순당으로 나뉘는 속도가 더디다. 정제곡물(흰쌀밥)도 복합 탄수화물이지만, 섬유질이 제거된 상태이기 때문에 아주 빠르게 단순당으로 나뉘어 흡수된다.

MIND 식사는 식물성 단백질, 채소 등의 섬유질, 통곡물로 구성되므로 전체적으로 매우 느리게 소화되고 흡수되어 혈당 수치를 안정적으로 유지하며, 식사 후에도 오랫동안 포만감을 유지할 수 있다는 특징이 있다. 이것은 앞에서도 다루었던 ET 체형의 악순환을 만드는 메커니즘인 비만의 탄수화물-인슐린 모델과 연관이 있다. 이 모델에서 높은 혈당 피크를 만드는 식품은 인슐린 분비를 일으키고, 인슐린이 과도한 에너지를 지방으로 밀어넣는다. 인슐린 분비로 인해 혈당은 시작점보다 더 많이 떨어지는 현상이 발생하는데, 이때 스트레스 호르몬, 글루카곤 등이 역할을 수행하며 식욕은 폭발한다. 이 개념이 탄수화물-인슐린 모델이다. 한마디로 인슐린이 분비될 일이 없게 만들면, 지방조직으로 에너지를 공급할 일도 없어지는 셈이다.

요요현상을 유발하고, 식욕 조절에 실패하게 만드는 다이어트 방법들은 이 개념을 무시하는 경우가 많다. 가장 힘들고, 반드시 실패하며, 지방은 잘 빠지지 않고 오히려 근육만 빠지는 다이어트 방법은 (정제곡물로 이루어진) 체중 조절용 식품을 먹으면서 칼로리만 제한하는 경우다. 이런 식품은 당지수와 당부하가 모두 높아서 혈당 피크를 만들고, 내가 빼고 싶은 지방으로 에너지가 쏟아져 들어가며, 이윽고 혈당이 푹 곤두박질치며 다시 식욕이 돋는다. 이때 식욕은 의지로 참는 수밖에 없는데, 인간의 의지력에는 한계가 있기에 결국 폭식을 하게 된다. 하지만 그동안 섭취 칼로리를 줄여놓았기에 몸은 기아 상태에 빠져 있어서 폭식으로 들어온 에너지는 다시 지방조직으로 쏟아져 들어간다. 그래서 이런 요요 사이클을 거치고 나면 마른 ET형 몸매가 된다. 체지방률만 더욱 상승하는 것이다.

| 당지수 차이가 불러오는 결과 |

그런 측면에서 MIND 식사는 정반대의 특성을 지닌다. 이를 눈으로 직접 확인하기 위해서는 먼저 당지수와 당부하에 대해 확실히 이해해야 한다. 먼저 당지수GI, Glycemic Index는 실제로 탄수화물이 함유된 식품이 식후 얼마나 빠르게 혈당을 상승시키는지 측정한 값이다. 포도당을 50g 섭취했을 때의 혈당 상승 속도를 100으로 놓고, 특정 식품의 탄수화물을 같은 양으로 섭취한 후의 혈당 상승 속도를 상대적으로 나타낸 숫자다. 통상적으로 70 이상이면 높다고 치며, 55~69면 보통, 54 이하면 낮다고 본다. 당지수가 높은 음식들이 주로 섭취 후 급격한 혈당 상승과 인슐린 분비를 일으키고, 에너지를 지방으로 저장시키는 원인이다. 반면 당지수가 낮은 음식을 먹으면 인슐린이 최소한으로 분비되도록 하며, 혈당 피크가 없어 에너지가 지방으로 저장되는 비율을 최소화하고, 인슐린에 의한 혈당 하락이 없어서 식후 배고픔을 느끼지 않는다.

MIND 식사에서 흔히 섭취하는 식품들은 닭가슴살처럼 단백질이 많거나 렌틸콩처럼 단백질과 섬유질이 많아서 소화와 흡수 속도가 느려 혈당을 덜 치솟게 만드는데, 정크푸드에 비해 대부분 당지수가 낮은 것을 알 수 있다. 하지만 MIND 식사에서 권장하는 베리류 과일 중 하나인 블루베리는 당지수가 53으로, 정크푸드에 속하는 오렌지주스보다도 오히려 높은 것을 알 수 있다. 그렇다면 오렌지주스는 실컷 먹어도 혈당이 오르지 않는다는 말일까?

'당지수'가 아니라 '당부하'가 핵심이다

당지수만 볼 때는 이러한 함정에 빠질 수 있다. 이런 한계점을 보완하기 위해 등장한 개념이 바로 당부하GL, Glycemic Load다. 당부하는 해당 식품을 얼마나 많이 먹었는지(즉, 섭취한 탄수화물의 양)를 함께 고려한다. (당지수×1회 섭취량에 함유된 탄수화물 양)÷100으로 계산한다.

〈표 3〉에 포함된 정크푸드 중 감자칩은 56(당지수)×{(54/100)×60}÷100으로 계산했을 때, 당부하는 18.14가 나온다. 실제로 1회분을 섭취했을 때 특정 식품이 혈당에 미치는 전체적인 영향을 보여주므로, 조금 더 정확한 계산이 가능하다. 블루베리는 100g당 탄수화물 함량이 14g이고, 1컵(236.5ml, 약 120g)을 섭취하면 당부하는 6이 나온다. 오렌지주스는 100g당 탄수화물 함량이 10g이고, 1컵(236.5ml)을 섭취하면 당부하는 12가 된다. 결국 당지수는 비슷해 보이지만, 실제 혈당에 미치는 영향은 두 배나 차이가 나는 것이다. 표에서 당지수와 당부하 모두를 놓고 MIND 식사와 정크푸드를 비교하면 확연한 차이를 볼 수 있다.

'체중 조절용 식품'이라고 표기되어 판매되는 제품의 성분은 대부분 아침용 시리얼과 크게 다르지 않다. 검색 엔진에서 상위권에 나오는 한 다이어트바의 다량영양소는 다음과 같다. '총중량 45g, 탄수화물 18g(당 8g), 단백질 11g, 지방 5.5g(포화지방 2.1g), 열량

표 3 MIND 식사에 포함되는 식품과 일반적 정크푸드의 당지수, 당부하, 100g당 흡수 가능한 탄수화물 양(통상적 1회 섭취량 기준 당부하 비교)

식품	당지수(GI)	100g당 탄수화물 양(g)	1회 섭취량 기준 당부하(GL)
MIND 식사의 식품			
당근	39	10	2(1개, 중간 크기)
브로콜리	10	7	1(1컵)
(조리된) 렌틸콩	29	12	5(1컵)
(조리된) 닭가슴살	0	0	0(1개)
올리브오일	0	0	0(1큰술)
사과	38	14	6(1개, 중간 크기)
블루베리	53	14	6(1컵, 236.5ml)
아몬드	15	22	1(30g)
일반적인 정크푸드			
흰 빵	100	50	17(1장, 식빵)
콜라	63	10	22(1캔, 355ml)
아침용 시리얼(콘플레이크)	92	84	23(30g)
오렌지주스	50	10	12(1컵, 236.5ml)
감자칩	56	54	18(60g)
피자(치즈)	60	36	16(1조각)
도넛	76	51	19(1개)
인스턴트 라면	50	68	34(1봉지)

155Kcal'. 단백질을 보충한 도넛과 거의 같은 조성임을 알 수 있다. 이 식품을 식사 대용으로 섭취한다면 혈당 피크 이후 깊은 계곡이 생길 수밖에 없고, 특히 저녁 대신 이런 다이어트바를 먹는다면 밤 9~10시에 너무 배가 고파서 표에서 당부하가 매우 높은 인스턴트 라면 따위를 먹게 되기 쉽다.

| 정크푸드만 제해도 삶이 달라진다 |

이런 식습관을 반복하지 않기 위해서는 MIND 식사 개념을 참고하는 것이 좋다. MIND 식사에서 제한하는 음식 목록은 붉은 고기, 버터와 마가린, 치즈, 튀김류, 패스트푸드, 페이스트리와 단 음식이다. 붉은 고기를 제외하면 모두 표의 '정크푸드' 항목에서 볼 수 있는 것들이다. 사실 이런 것들만 식사에서 제외한다면 배는 저절로 들어가기 시작한다.

췌장이 인슐린 폭탄을 투하할 필요가 없어지고, 식욕 중추가 서서히 정상으로 돌아오고, 인슐린 저항성도 개선되기 시작한다. 인슐린 저항성이 개선되면 먹는 음식의 에너지 중 많은 부분이 지방이 아닌 뇌와 근육을 향하게 된다. 인지기능 부분에서 언급한 것처럼 인슐린은 물과 소금을 몸에 잡고 있는 특성이 있는데, 그래서 정크푸드를 자주 먹거나 인슐린 저항성이 생기면 몸에 부종이 쉽게 생기고, 밤에는 이 부종이 상체로 올라가 코를 골게 된다.

정크푸드를 삶에서 빼내기 시작하면 수면의 질도 좋아진다. 혈압이 저절로 내려가고, 일상의 활력이 개선되며, 인슐린 저항성이 개선되는 선순환이 자리잡힌다. 체력이 좋아지고, 몸과 마음의 회복탄력성이 좋아진다. 칼로리 밀도가 높은 정크푸드 대신에 부피가 큰 자연스러운 식사를 하고 있으니 항상 배부른 상태로 지낼 수 있다는 장점도 있다.

꼭 MIND 식사를 그대로 준수하지 않아도 된다. 어떤 방식의 식사가 췌장의 분노를 예방하는지를 이해하면 불필요한 고통 없이 이상적인 체중과 체성분을 유지할 수 있다. MIND 식사법에서 중요한 것은 열량 밀도가 낮고 흡수 속도가 느린 자연의 식재료를 선택하면서, 배불리 먹으면서도 절제할 수 있고, 동시에 지속 가능한 식사 방식을 선택하는 것이다. 이런 방식을 따르면 체중과 체성분은 저절로 개선된다.

> **KEY POINT**
>
> ## 저속노화 식사법의 건강 개선 효과 ✏
>
> ❶ MIND 식사는 뇌 건강은 물론 체중과 혈당 조절, 다이어트 등 전반적 건강 증진에 무척 도움이 된다.
>
> ❷ 엄격하게 지키지 않아도 괜찮다. MIND 식사법에서 추천하고 배제하는 식재료군을 개념적으로 인지하고 일상에 적용하는 것만으로도 도움이 된다.

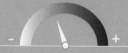

Part 2

작은 차이가
큰 변화를 만든다

저속노화식 간단 실천법

예부터 한국 사람들은 '밥심으로 산다'고 말할 정도로 '밥'을 주 영양 공급원으로 삼았다. 그러나 식습관이 서구화되고, 거기에 탄수화물이 건강에 나쁘다는 선입견이 더해져 식탁에서 밥이 점차 사라지고 있다. 그러나 흰쌀밥을 잡곡밥으로 바꾼다면, 한식은 훌륭한 저속노화 식사가 될 수 있다. 여기서는 저속노화 식사법에서 권장하는 통곡물, 콩류, 베리류의 이점과 붉은 고기, 튀김류, 당류의 해로운 점을 의학적으로 설명한다. 나아가 한식 위주의 저속노화 식사법을 실천할 간편한 방법을 알아본다.

무엇을 더하고,
무엇을 뺄 것인가

한국인이라면 누구나 실천 가능한 식사법

조선시대 식사 vs 현대인의 식사

산업화 이전 한국의 전통 식사는 보리, 현미, 옥수수, 콩, 귀리, 기장 등 다양한 곡식과 채소, 산나물 등을 기반으로 했다. 해안 지역에서는 여기에 해산물이 더해졌다. 이 식품들은 MIND 식사에서 권장하는 식품들과도 상당히 유사하다. 지중해와 한국은 바다로 둘러싸인 중위도 지역이라는 면도 공통점으로 들 수 있다. 적어도 열대작물이 풍족하게 자라거나, 씨를 뿌리면 곡식이 순식간에 자라는 환경은 아니었던 것이다.

한국 서민들은 역사에 기록된 기간 대부분을 그다지 부유하지 않게 보냈다. 기본 메뉴로 고기와 도정된 곡물이 올라온 밥상은 불과 1970년대까지만 하더라도 상당한 부유층만이 마주할 수 있었다. 오죽하면 북한에서도 미래에는 인민들이 쌀밥과 고깃국을 먹을 수 있게 해주겠다고 선전했겠는가.

하지만 현대 한국인의 식사에는 점점 정제곡물과 동물성 단백질이 주류를 이루는 경향성을 보인다(24쪽, 〈그림 1〉 참고). 도정된 백미가 주식으로 자리잡은 것 역시 40여 년밖에 되지 않았다. 1970년대 자료만 살펴봐도 대대적으로 혼분식을 장려하며 보리 70%, 쌀 30%로 만든 밥을 대통령이 앞장서서 먹어야 했음을 알 수 있다. 하지만 비료, 살충제, 농기계 등 석유화학 기술의 산물을 농업에 적극적으로 투입하면서 1인당 농업 생산성이 급증했다. 더불어 산업화와 함께 대규모로 곡물을 가공, 도정할 수 있는 기술이 범용화되며 쌀의 미강(쌀겨와 배아)을 갈아내고 가장 안쪽에 있는 백미를 남겨 섭취하는 것이 당연시되기 시작했다.

| 백미가 고기를 부른다? |

예부터 백미를 먹는다는 것은 풍요로움과 부유함의 상징으로 여겨졌다. 백미는 쌀의 섬유질이 제거된 상태이므로 부드럽게 씹히고 소화가 잘될 뿐 아니라 맛도 좋다. 입에서도 침(아밀라아제)에 의해 소화되기 시작하면 단맛을 곧바로 느낄 수 있다.

1960~1970년대까지만 하더라도 인력과 축력畜力이 노동력의 상당 부분을 차지하는 농업사회였던 우리나라에서 고봉밥은 하루에 필요한 에너지의 대부분을 공급하는 주요한 식품이었다. 당시 고봉밥에는 당연히 현미, 보리, 콩, 조, 수수가 섞여 있었고 천천히 소화, 흡수되며 오랜 시간 동안 배가 꺼지지 않았기에 '밥심으로 산다'라는 말이 나올 법도 했다.

하지만 백미를 주식으로 먹으면 아무리 고봉밥을 먹어도 힘이 빠지고, 졸리고, 두 시간쯤 지나면 허기가 진다. 나는 백미의 이런 문제점이 사람들이 더더욱 고기를 찾게 된 원인 중 하나일 것이라고 생각한다. 백미를 먹더라도 고기로 함께 배를 채우면 단백질과 지방이 포만감을 주니 더 오래 배가 부르고, 혈당 변화의 폭이 그나마 작으니 힘이 쭉 빠지는 일도 적기 때문이다. 물론 경제력이 성장할수록 콩, 닭고기, 돼지고기, 소고기 순으로 단위 중량당 생산에 에너지가 더 많이 드는 단백질, 지방 공급원을 선호하게 된다는 연구 결과가 다수 있다. 어떻게 보면 한국인의 육류 섭취량 증가는 경제성장에 따른 당연한 귀결일지도 모르겠다.

| 붉은 고기 등의 섭취와 사망률의 관계 |

통계청 자료에 따르면 우리나라 1인당 연간 육류 소비량은 1980년 11.3kg에서 2018년 53.9kg으로 증가했다. 소고기는 2.6kg에서 12.7kg, 돼지고기는 6.3kg에서 27.0kg, 닭고기는 2.4kg에서 14.2kg

으로 늘었다. 이 기간 동안 육류 소비량은 연평균 4.2%씩 늘어났다. 보다 최근의 자료(한국농촌경제연구원)에 따르면, 2022년에는 연간 육류 소비량이 58.4kg이었다.

흥미롭게도 2022년 연간 쌀 소비량은 55.6kg으로, 이제 고기 소비량이 쌀 소비량을 추월했다. 1970년의 136.4kg과 비교하면 절반 이상 감소한 결과다. 통계청 자료를 보면 전체 양곡(쌀, 보리, 조 등 잡곡류와 콩 등 두류를 포함)의 연간 1인당 소비량 역시 1992년 124.8kg에서 2022년 64.7kg으로 거의 절반으로 감소했음을 알 수 있다.

한국인의 식사에서 현미와 잡곡 등 통곡물이 채우던 자리를 흰쌀밥과 당류, 고기가 대체했다. 이런 변화는 앞서 1부에서 언급한 한국인의 비만율 및 만성질환 증가와 밀접한 연관이 있다. 오른쪽 페이지의 〈그림 4-A〉를 보면 첨가당added sugar 섭취가 증가할수록 심혈관계질환 연관 사망률이 증가한다는 것, 〈그림 4-B〉를 보면 가공육 섭취가 증가할수록 사망 위험이 증가한다는 것, 〈그림 4-C〉를 보면 붉은 고기 섭취가 증가할수록 사망 위험이 증가한다는 사실을 명확히 알 수 있다.

이러한 에너지 공급원 및 식생활의 변화가 MIND 식사의 측면에서는 어떠한 영향을 주었는지 살펴보자. 조선시대 서민의 소박한 밥상 메뉴라고 하면 보리밥, 두부 강된장찌개, 열무김치가 대표적으로 떠오른다. 이것만 먹는다면 MIND 식사 점수표(52쪽, 〈표 2〉 참고)에서 아주 높은 점수를 받기는 어렵다. 견과류, 베리류 과일, 생선, 가

그림 4 첨가당, 가공육, 붉은 고기 섭취와 사망률의 관계

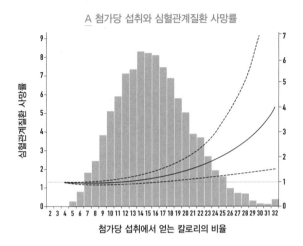

A 첨가당 섭취와 심혈관계질환 사망률

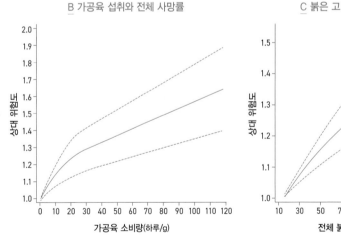

B 가공육 섭취와 전체 사망률

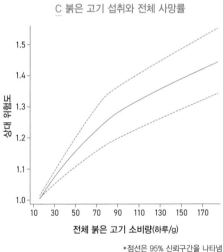

C 붉은 고기 섭취와 전체 사망률

*점선은 95% 신뢰구간을 나타냄

금류 등이 없기 때문이다. 보리밥과 두부 강된장찌개, 열무김치 식단은 MIND 점수 15점 만점에서 9점이다(푸른잎채소 1점, 기타 채소 1점, 버터와 마가린 사용하지 않음 1점, 치즈 없음 1점, 통곡물 섭취 1점, 콩류 섭취 1점, 붉은 고기 없음 1점, 패스트푸드 없음 1점, 페이스트리/단 음식 없음 1점). 그럼에도 이는 무척 건강한 식사라고 볼 수 있다. 일주일에 한두 번 정도 생선과 약간의 닭고기를 먹는다면 MIND 점수를 11점 정도까지 쉽게 올릴 수 있다.

이와 반대 극단에 가까운 현대 직장인의 흔한 평일 저녁식사를 떠올려보자. 삼겹살, 라면, 흰쌀밥, 채소 대신 소주. 이 한 끼 식사의 MIND 점수는 완벽하게 0점이다.

MIND 점수를 올리는 몇 가지 전략

내가 일하는 병원의 오늘 저녁 직원 식당 메뉴는 순두부찌개, 생선가스와 타르타르소스, 브로콜리 마늘볶음, 부추 겨자무침, 깍두기, 귀리 쌀밥이다. 안타깝게도 쌀밥에는 쌀이 주재료이고 귀리는 1회분에 한참 미치지 못하는 분량이 들어 있다. 이 메뉴 외에 다른 음식은 먹지 않고, 금주하면서 간식도 먹지 않는다면 MIND 점수는 푸른잎채소 1점, 기타 채소 1점, 버터와 마가린 사용하지 않음 1점, 치즈 먹지 않음 1점, 콩류(가공품이지만) 1점, 붉은 고기 먹지 않음 1점,

패스트푸드 먹지 않음 1점, 페이스트리/단 음식 먹지 않음 1점, 와인 없음 0점으로 8점이 된다.

생선이 포함되어 있으니 1점을 더해야 한다고 생각하기 쉽겠지만, 생선튀김은 튀김류에 포함되어 점수를 받을 수 없다. 일주일에 한 번 정도는 뼈를 발라 먹어야 하는 보통의 생선 요리나 캔 참치 요리가 나오기 때문에 1점을 올릴 기회가 있다. 이번주의 주간 식단표를 보니 역시 참치 김치찌개와 북어해장국이 들어 있다.

8~9점을 받는다면 앞에서 살펴보았던 모리스 등의 연구에서 중간 정도로 MIND 식사를 따르는 그룹(평균 7.5점)에 포함된다. 병원 직원 식당의 식사는 상당히 건강하게 나오는 편인 셈이다. 하지만 조선시대 서민이 먹던 간소한 밥상에 미치지는 못한다. 식자재의 다양성이 느는 것에 비하면 안타까운 퇴보다. 그렇지만 여기서 2점만 더 높이면 MIND 식사를 가장 잘 지키는 그룹에 포함될 수 있는데, 이에 대한 몇 가지 전략을 제시한다.

| 흰쌀밥을 잡곡밥으로 |

병원 식당의 주 칼로리원은 아무래도 흰쌀밥이다. 하루 세끼 통곡물을 섭취할 기회도 흰쌀밥과 함께 사라진다. 흰쌀밥을 콩이 많이 포함된 잡곡밥으로 수정한다면 적어도 1점, 많게는 2점(평소 콩류를 섭취하지 않는 사람이라면)을 올릴 수 있다.

| 견과류는 매일 한 줌씩 |

하루에 1회분씩 먹도록 다양한 견과를 한 봉지로 포장한 제품이 시중에 많이 나와 있다. 견과류가 종류별로 잘 구성된 제품을 골라 매일 먹으면 1점을 올릴 수 있다.

| 하루에 레드와인 딱 한 잔(약 150ml)만 |

매일 와인을 한 잔만 마시는 습관을 가지려면 상당한 의지력이 필요할 것이다. 딱 한 잔 마시기에 성공한다면 1점을 올릴 수 있다.

| 매주 두 번, 블루베리 한 주먹씩 |

생블루베리는 가격이 비싸고 보관이 어렵지만, 냉동 블루베리는 그다지 비싸지 않다. 블루베리나 다른 베리류 과일을 꾸준히 섭취하면 1점을 올릴 수 있다.

| 올리브오일을 주 요리용 기름으로 |

이는 직원 식당 이용을 포기해야 가능한 일이라 실천하기 쉽지 않다. 물론 집에서 요리해 먹을 때는 가능하지만, 가끔씩 실천하는 정도로는 '주 요리용 기름'으로 1점을 올리기는 어렵다. 하지만 예를 들어 평일 점심은 꾸준히 직원 식당을 이용하되 아침, 저녁은 주로 집에서 만들어 먹고 주말에도 외식을 거의 하지 않으며 주 요리용 기름으로 올리브오일을 사용한다면 1점을 올릴 수 있다.

다만 지금까지의 시뮬레이션은 간식을 먹지 않고, 고기와 술로 점철된 외식은 삼가며, 다양한 메뉴가 나오는 직원 식당을 꾸준히 이용하는 경우를 가정한 것이다. 여기서 우리가 일상생활에서 제외해야 하는 습관들을 적용하면 MIND 식사 점수를 올리는 데 조금 더 도움이 될 것이다.

| 당분 섭취하지 않기 |

많은 직장인이 오후 서너 시가 되면 당이 떨어졌다며 단 과자나 케이크, 빵을 먹는 등 집중력과 기운을 회복하기 위해 안간힘을 쓴다. 한번은 라디오 프로그램에 가속노화를 주제로 방송을 하러 갔는데, 방송국 스튜디오에 각종 과자가 산더미처럼 쌓여 있었다. 이렇게 직장인들은 습관적으로 페이스트리나 단 음식을 매주 5회분 이상 먹고 있을 가능성이 꽤 높다.

단 음식 중 밀크초콜릿 1회분 30g에는 당이 15g 정도 함유되어 있다. 콜라 100ml에는 당이 10g 들어 있다. 콜라 한 캔(355ml)을 다 마시면 단 음식 2회분을 섭취한 것과 같다. 맛있는 프라푸치노나 큰 과일주스 한 팩에도 비슷한 정도의 당이 함유되어 있다. 섭취하는 순간 바로 MIND 점수 1점을 잃는다.

세계보건기구who는 하루에 섭취하는 열량의 10% 미만(또는 총 섭취량으로 50g 미만)의 당류 섭취를 권고하며, 추가로 가능하다면 섭취하는 열량의 5%(또는 25g)까지 줄일 것을 권고한다. 미국심장협

회AHA에 따르면 성인의 하루 적정 첨가당 섭취량은 남성 36g(9작은 술, 150Kcal), 여성 24g(6작은술, 100Kcal)이다.

연세대학교 심지선 교수의 국민건강영양조사 분석(2016~2018년)에 따르면 한국인의 하루 총 당류 섭취량은 평균 63.1g이었다. 이는 하루 총열량 섭취의 13%에 달하며, 특히 총 당류 섭취량의 44.9%는 초가공식품 섭취의 결과임이 확인되었다. 이를 MIND 식사 점수표로 재해석하면, 한국인은 매일 단 음식 4회분을 먹는 것으로 볼 수 있다. 국민건강영양조사는 설문 형태라 사람들이 완벽히 정직하게 대답하지 않았을 가능성이 있기에, 조금 더 음울한 관측을 더한다. 유엔식량농업기구FAO가 제시한 2020년 한국인 1인당 일일 당분 공급량은 133g이었다. 1961년 5g에 불과했던 것과 비교해 자그마치 27배가 된 것인데, MIND 식사 점수 기준으로는 매일 단 음식을 무려 9회분 섭취하고 있는 것이다. 그렇다면 일주일에 총 5회분 미만이어야 받을 수 있는 1점을 받기는 요원한 셈이다.

┃ 붉은 고기 섭취 줄이기 ┃

붉은 고기는 대부분의 사람이 좋아하는 메뉴다. 앞서 언급한 직원 식당의 이번주 식단표에도 아침, 점심, 저녁을 가리지 않고 붉은 고기가 여러 번 포함되어 있었다. 월요일에는 섭산적조림과 장터국밥, 화요일에는 햄버그스테이크, 목요일에는 불고기, 토요일에는 미트볼조림이 나오는 식이다. 회식이나 외식 메뉴에도 육류가 흔하다.

MIND 식사에서 붉은 고기는 '회분'으로 정의하지 않고 '끼'로 애매하게 정의하고 있다. 음식에서 소나 돼지가 주요한 반찬으로 나오는 것을 세어보면 1주에 4회 정도는 쉽게 도달할 것이다. 통계 자료를 바탕으로 산술적으로 계산하면 한국인은 하루 100g가량의 붉은 고기를 먹는다. 참고로 소고기와 돼지고기의 1회분은 각 85g이므로, 평균적인 한국인은 1회분 이상의 붉은 고기를 매일 섭취하고 있다. 여기서 MIND 점수 1점을 또 쉽게 잃는다.

I 패스트푸드 멀리하기 I

출장이나 외근 등으로 바깥에서 일을 하다보면 비교적 손쉽고 값싸고 빠르게 끼니를 해결할 수 있는 패스트푸드에 자연스럽게 손이 간다. 저녁에는 한국인의 '소울푸드'라고까지 불리는 치킨의 유혹이 있다. 긴 회의를 할 때 패스트푸드를 준비하는 경우도 많다. 하지만 치킨, 감자튀김, 치킨너깃 등을 일주일에 한 번만 먹어도 MIND 점수 0.5점을 잃고, 네 번 이상 먹으면 1점을 잃는다. 일상적으로 패스트푸드를 먹게 되는 현대인들은 이렇게나 쉽게 MIND 점수를 잃는다.

직원 식당을 주로 이용하고, 어려울 경우 집밥을 먹으며 MIND 점수를 8점까지 올려놓아도, 당분, 붉은 고기, 패스트푸드에서 2.5~3점이 깎이면 MIND 점수는 5~5.5점이 된다. 모리스 등의 연구에서 MIND 식사를 가장 준수하지 않았던 그룹의 평균 점수가 5.6점이었는데, 이 그룹에 포함되는 것이다. 최하위 그룹은 평균 9.6점이었던 최상위 그룹에 비해 치매 발생 가능성이 1.8배 높다.

이렇게 더할 것과 제외할 것을 나열해놓고 보면 역시 아주 작은 식습관이나 삶의 태도가 쌓여 우리의 식단을 이룬다는 것을 알 수 있다. 보통의 현대 한국인이 많이 먹고 싶어하고 즐기는 것들이 구체적으로 얼마나 과잉인지도 확인할 수 있을 것이다. 하지만 과잉된 것을 조금씩만 제거하면 우리는 거대한 변화 없이도 MIND 점수를 개선할 수 있고, 앞서 살펴본 것처럼 삶의 질도 전면적으로 높아질 수 있다. 이제 우리나라 사람이라면 누구나 실천하기 쉬운 저속노화 식사법인 한국형 MIND 식사에 대해 구체적으로 알아보자.

KEY POINT

저속노화 식단, 간단히 실천하는 법 ✏️

❶ 잡곡밥, 견과류, 블루베리, 올리브오일을 더 먹자.
❷ 단순당과 정제곡물, 붉은 고기와 가공육, 패스트푸드는 절제하자.

밥만 바꿔도
쉬워진다

아직도 흰쌀밥 드세요?

악순환을 벗어나는 세 가지 방법

한국인의 식사에서 밥의 비중이 꾸준히 감소하는 것은 주지의 사실이다. 앞서 1인당 쌀 소비량이 1970년 대비 2022년에 절반 이하로 감소했음을 확인했다. 그럼에도 불구하고 여전히 한국인의 식사 중 단일 품목으로 가장 많은 양을 차지하는 것은 멥쌀로, 한국인은 일일 평균 멥쌀 121.94g을 섭취한다(국민건강영양조사 2020년 기준). 백미 100g에 탄수화물이 약 80g 들어 있고, 백미에 포함된 단백질 등의 열량을 더하면 멥쌀 121.94g의 열량은 443Kcal이다. 하루에 섭취하는 열량이 2,000Kcal라고 하면, 그중 약 22% 정도를 흰쌀밥을 통해 섭취하게 된다.

흰쌀밥의 녹말은 아밀라아제에 의해 분해되면 이당류인 말토오스가 되며 이것이 알파글루코시다아제에 의해 분해되면 포도당이 된다. 이 과정은 빠르게 일어나므로 흰쌀밥을 먹으면 혈당은 단순당에 필적할 만큼 빠르게 상승한다. 흰쌀밥의 당지수는 자료에 따라 84부터 88 정도로 조금 다르지만, 흰쌀밥 1회분은 양이 많아서(전체 150g, 탄수화물 43g) 당지수 86 기준으로 계산해보면 당부하는 무려 37이다.

정제곡물인 흰쌀밥만을 단독으로 섭취할 경우 상당량의 단순당 덩어리를 섭취하는 것과도 비슷하다. 점심식사로 흰쌀밥을 한가득 먹고 나면 정신이 아주 혼미해지면서 낮잠을 자게 되는 이유다. 이런 일이 반복되면 ET 체형이 되는 악순환이 진행되고, 혈당 변동성은 더욱 심화되며, 노화를 가속하는 인슐린과 엠토르가 더욱 활발하게 작동하기 시작한다(가속노화 식사). 이런 가속노화의 악순환에서 멀어지기 위한 방법으로 다음 세 가지를 들 수 있다.

1. 섭취하는 탄수화물의 양을 줄이거나 때로는 거의 섭취하지 않는 방법으로 인슐린 분비 정도를 줄이는 접근

　　– 절식이나 간헐적 단식을 통해 총 칼로리를 줄이고, 탄단지 비율이 같다는 전제하에 탄수화물이 들어오는 총량(즉 당부하) 자체를 전체적으

로 줄이는 것

- 저탄수화물 식사나 더 강화된 버전인 '케톤식 식사'를 통해서 총 칼로
리는 유지하면서 지방이나 단백질의 비중을 늘리고 탄수화물의 양만
줄이는 것

2. 탄수화물 흡수를 느리게 만드는 방법

- 당지수와 당부하가 낮은 재료들로 이루어진 지중해식 식사나 MIND
식사의 통곡물, 채소, 식물성 단백질 위주 식단
- 탄수화물 흡수 속도를 느리게 만드는 약(알파글루코시다아제 억제제 또
는 GLP-1 효현제) 활용

3. 인슐린 저항성을 개선하고 탄수화물의 처리 능력을 좋게 만드는 방법

- 근력운동 또는 규칙적 유산소운동
- 수면, 스트레스 관리
- 약(메트포르민, GLP-1 효현제, PPAR-γ 효현제) 활용

다음 페이지의 〈그림 5〉를 보면 같은 양의 탄수화물을 섭취하더
라도 흡수 속도에 따라 혈당 곡선 형태가 달라지며, 이는 인슐린 분
비 정도와 생물학적 노화 속도, 탄수화물이 어디에 저장되는지에 영
향을 준다는 사실을 알 수 있다.

많은 사람이 저탄고지 식단을 통해서 '효험'을 보는 것은 사실 이

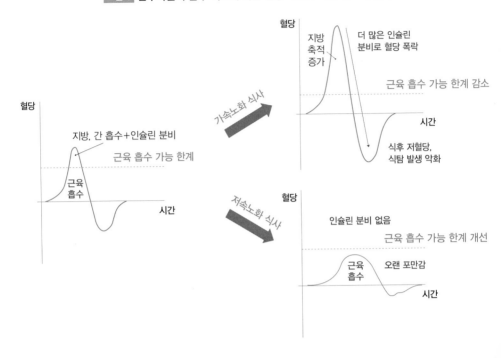

그림 5 탄수화물의 흡수 속도에 따른 혈당 곡선과 저장 장소의 변화

혈당 곡선의 안정화 덕분이다. 저탄고지 식단 중에는 많은 양의 붉은 고기 등 동물성 식품을 주식으로 하는 식단(카니보어carnivore)도 있다. 이 책에서는 카니보어의 문제점을 집중적으로 분석하지는 않지만(하나만 언급하자면, 산업화 이전의 지구와 현재를 비교했을 때 평균 기온이 1.5℃ 상승하는 시점, 즉 지구온난화와 대기 중 온실가스 상승이 그 자체로 서로 가파른 악순환을 부르기 시작하는 변곡점을 2024년 현재에는 이미 통과했을 것이라고 많은 전문가가 우려하고 있다. 이러한 온실가스 배출원 중 큰 비중을 차지하는 것이 축산업이다) 카니보어는 닭 잡는 데 소

잡는 칼을 쓰는 것과도 비슷하다고 볼 수 있다. 카니보어와 같은 무탄수화물 식사까지 감행하지 않더라도, 낮은 당지수와 당부하 식사를 만드는 것만으로도 대부분 유익한 효과를 볼 수 있기 때문이다.

콩류만 섞어도 밥이 달라진다

지중해식 식사나 MIND 식사의 지침들은 특히 밥을 하루 두세 끼 먹어야 하는 한국인들이 참고하기에 아주 좋다. 지중해식 식사에서는 정제되지 않은 곡물을 매일 4회분 이상, 콩류와 견과류를 포괄하여 매주 6회분 이상 섭취할 것을 권고한다. MIND 식사에서는 통곡물을 매일 3회분 이상, 콩류는 매주 4회분 이상 섭취할 것을 권고한다. MIND 점수 총 2점이 통곡물과 콩류에 배정되어 있다. 이는 한식 밥상에서 밥에 렌틸콩을 비롯한 콩류를 섞어 먹는 것만으로도 실천 가능한 방법이다.

특히 대부분의 콩은 식물성 단백질이 많을 뿐 아니라 섬유질을 풍부하게 함유하고 있어서 당지수가 낮다. 렌틸콩은 29, 완두콩은 51, 강낭콩은 24, 검정콩은 30이다. 여기서는 특히 식물성 단백질과 다양한 비타민, 미네랄이 많아 '채식주의자의 고기'라고까지 불리는 렌틸콩을 활용했다. 노화 속도를 늦추는 밥의 두 가지 예시를 소개한다(표 4).

표 4 저속노화 밥의 예시와 영양 정보

A 렌틸콩, 귀리, 현미, 백미 영양 정보

100g당 영양 정보	열량(Kcal)	지방(g)	탄수화물(g)	당지수(GI)	단백질(g)
렌틸콩	359	1	65	29	25
귀리	389	5	70	60	12
현미	351	3	72	55	7
백미	366	1	80	86	7

B 렌틸콩, 귀리, 현미, 백미를 4:2:2:2 비율로 넣어 밥을 만들었을 때

열량(Kcal)	지방(g)	탄수화물(g)	당지수(GI)	단백질(g)
437.8	2.6	84.5	51.8	18.2

C 렌틸콩, 귀리, 현미, 백미를 2:0:2:6 비율로 넣어 밥을 만들었을 때

열량(Kcal)	지방(g)	탄수화물(g)	당지수(GI)	단백질(g)
433.9	1.7	90.5	68.4	12.7

밥을 어떻게 만드느냐에 따라 큰 차이가 있다. 〈표 4-B〉는 렌틸콩이 중심이 되고 백미는 조금만 들어가는 구성으로, 렌틸콩, 귀리, 현미, 백미를 4:2:2:2 비율로 넣어 만든 밥이다. 건조중량 기준 120g은 한 끼에 섭취하기 결코 적은 양이 아니지만(건조중량 기준 120g을 밥으로 지으면 보통의 즉석밥 1인분인 약 200g이 된다) 예상 당지수는 51.8에 불과하다. 이 수치는 당지수 분류 기준에서 '낮은 당지

수'에 해당한다. 하지만 본격적인 잡곡밥을 처음 경험하는 사람에게
는 이러한 조합으로 지은 밥은 소화가 쉽지 않을 수도 있다. 특히 저
체중이거나 근감소증sarcopenia이 있거나 노쇠한 사람에게는 추천하고
싶지 않다. 가뜩이나 식사량이 적은 상황에서 이렇게 섬유질이 많고
포만감이 오래가는 식사로는 오히려 체중이 빠지게 될 수도 있기 때
문이다. 렌틸콩밥은 조리시 압력밥솥pressure cooker을 사용하는 것이
편리하다. 일반적인 전기밥솥으로도 가능한데, 이 경우라면 콩을 불
려서 짓거나 취사 시간을 길게 잡아야 한다.

단백질을 많이 섭취하는 것이 근육 건강에 도움이 된다고 생각
하는 사람들이 늘면서, 밥에는 꼭 '메인'으로 고기를 곁들이는 사람
들이 점점 늘어나고 있다. 어쩌다보니 SNS에서 '저속노화 밥'이라고
소문이 난 〈표 4-B〉의 밥을 먹으면 밥만으로도 한 끼에 18g 이상
의 식물성 단백질을 섭취하게 된다. 완전식품 또는 슈퍼푸드라고 불
리는 렌틸콩이 들어가는 덕에 미량영양소micronutrients 대부분의 일일
권장량과 섬유질 섭취 권장량도 충족되는 것은 물론이다. 하루 세
끼 이 밥을 먹는다면 밥만으로도 하루 48g의 단백질을 섭취할 수
있다. 젊은 성인의 단백질 섭취 권장량RDA, Recommended Daily Allowance은
0.8g/kg으로, 체중 70kg인 성인(만 19세 이상)은 하루 56g의 단백질
을 섭취하면 되는 셈인데, 이 밥에 '풀' 반찬과 약간의 두부, 가금류
또는 어류를 곁들이면 단백질 섭취량은 충분하다.

적극적으로 근력운동을 하는 젊은 성인이나 근육을 만드는 데

효율이 떨어지는 노인의 경우, 체중 1kg당 일일 단백질 섭취 권장량은 1.2~1.5g이다. 70kg을 기준으로 한다면 하루에 84~105g을 섭취하면 되는데, 〈표 4-B〉의 밥에 보통의 반찬과 닭가슴살 100g(단백질 함량 30g) 또는 비슷한 양의 생선을 더하면 필요한 단백질량을 채우고도 남는다.

〈표 4-C〉는 백미의 비중을 60%로 늘려 소화가 조금 더 쉽다. 렌틸콩, 현미, 백미를 2:2:6 비율로 섞어 〈표 4-B〉와 동일하게 건조중량 기준 120g을 만들었을 때의 영양 분석표를 만들어보았다. 이렇게만 하더라도 당지수는 68.4로, 당지수 분류에서 '중간 정도 당지수'에 부합하는 영역에 속하게 된다. 씹기에도 더욱 부드럽다.

꼭 이 책에서 제안한 비율을 그대로 따르지 않아도 된다. 이러한 개념을 익힌 다음 본인이 씹기에 좋고, 또 소화하기에 편안한 잡곡의 종류와 비율 조합을 찾아가면 된다. 예를 들어 나는 100% 렌틸콩을 '밥'으로 먹기도 하는데, 잘 조리된 렌틸콩은 소화도 잘되고 포만감은 오래 유지되면서 혈당에는 전혀 영향을 주지 않아 몸이 아주 편안하다.

| 렌틴에 대한 오해와 진실 |

이 책에서는 한 가지 예시로, 당지수를 낮추고 단백질을 높이기 위해 렌틸콩을 사용했다. 하지만 콩에 대해 우려하는 목소리를 들은 적이 있다면 불안할 수도 있다. 우리나라에서도 잘 알려진 책 『플랜

트 패러독스』는 섬유에 렉틴(탄수화물 결합 단백질)이 들어 있으므로 채소나 통곡물 섭취를 피해야 한다고 주장한다. 이 책에서는 채소나 통곡물 섭취를 피하면 체중을 쉽고 빠르게 뺄 수 있다고 말하면서 정작 권고하는 식사법은 케토keto 프로그램이다. 케토 프로그램(또는 케톤식 식단)은 탄수화물 섭취를 최대한 줄여서 우리 몸을 인위적인 기아 상태로 빠트리고 결국 지방세포를 녹여 케톤체ketone body를 주 에너지원으로 사용하게 만드는 것을 의미한다. 이 프로그램은 혈당 변동성을 극단적으로 억제할 뿐 아니라 케톤체의 자연적인 생성을 통해 노화에 이로운 여러 유전자를 활성화하며 대사 과정을 개선할 수 있어 고유한 가치가 있다. 하지만 케토 프로그램의 장점과 대조해 채소를 금기시하는 것에는 논리적 비약이 있다. 케톤식 식사는 몸에 케톤이 생기는 대사적 상황만 만들면 되므로, 그 음식의 원천이 동물성인지 식물성인지는 그다지 중요하지 않기 때문이다.

케톤식 식사와 기전적으로 아주 비슷한 효과를 내는 개념으로 금식-모사 식사FMD, Fasting Mimicking Diet가 있는데, 이것은 MIND 식사와 비슷한 식물 기반 자연식을 전체적으로 열량을 낮춰 섭취하는 방법이다. 식물 기반 식사로도 통상적 케톤식 식사의 대사적·노화 과학적 이로움은 모두 취할 수 있다는 것이다.

렉틴을 과량 투여하면 몸에 해로울 수 있으나, 실제 콩 섭취를 통한 렉틴의 양은 매우 적을 뿐 아니라 이는 조리 과정에서 거의 모두 소실된다고 알려져 있다. 그뿐 아니라 많은 연구자들은 위장관을 자연스럽게 지나가는 전반적인 섬유질의 생물학적·의학적 효과는 이로운 방향일 것으로 보고하고 있다. 실제 인구 집단 연구들에서 콩이나 채소를 많이 먹는 것은 암 발생이 낮아질 가능성, 심혈관계 사망이 더 낮아질 가능성, 미래에 인지기능이 더 좋아질 가능성, 더 오래 살 가능성과 연관되어 있다고 밝혔다.

기본적으로 MIND 식사나 지중해식 식사, 그리고 여러 장수 식단을 모아놓은 블루존 식사는 식물 기반 자연식이라는 공통점이 있기도 하다. 인류의 경험을 통해서도 채소와 콩의 장점이 이미 잘 알려져 있는 것이다. 물론 믿음과 취향은 개인의 영역이므로, 콩과 채소가 몸에 해로우니 콩류와 모든 채소를 평생 섭취하지 않겠다는 신념을 가졌다면 본인의 신념을 따르는 수밖에 없다. 하지만 그 신념을 평생 유지하기는 쉽지 않을 것이다. 노화가 진행된 누구에게나 질병이 발생할 수 있고, 그 질병으로 인해 캔 타입의 균형 영양식을 먹을 가능성이 높은데, 여기에 콩과 옥수수가 많이 들어가기 때문이다(사실 캔에는 분리대두단백과 옥수수유가 들어갈 것이므로 렉틴이 들어갈 가능성은 없다).

이렇게 흰쌀밥을 콩과 통곡물로 대체하면 MIND 점수를 높이며 혈당 변동성을 최소화할 뿐 아니라, 식사 이후 오랫동안 포만감이 지속될 수도 있다. 이렇게 만든 잡곡밥이 한국형 저속노화 식사의 기본이 되어야 한다고 생각한다. 오랜 포만감을 주는 섬유질은 장내 미생물을 더 건강한 방향으로 변화시켜주기까지 한다. 매끼 이른바

'메인 메뉴'를 챙기기 위해 신경쓸 필요도 없어진다. 시간과 비용을 아낄 수 있는 것은 물론이다. 결과적으로, 겉보기에는 더 단출하지만 실제로는 더 배부른 식탁이 된다.

저속노화 밥 만들기 ✏

❶ 매일 흰쌀밥을 먹는 것은 가속노화 쪽으로 풀 액셀을 밟는 것과 비슷하다.

❷ 소화에 무리가 없는 수준에서 백미에 렌틸콩, 귀리, 현미 등 다양한 잡곡을 조금씩 더해 먹어보면서 자신에게 맞는 '저속노화 밥'을 찾아보자.

'큰' 변화를 만드는
'작은' 차이

쉽고 간단한 저속노화식 실천법

저속노화식, 결코 어렵지 않다

일상에서도, 소셜미디어에서도 식단에 대해 '몰라서 못 하는 게 아니다'라는 반응을 자주 접한다. 일상이 정신없이 돌아가면 보다 나은 식사를 하기 위해 시간을 쓸 수 없고, 식사에 비용을 지출할 여유도 없으며, 식자재를 보관할 공간도 없다는 것이다. 일주일 내내 외근이거나 출장이 잦은 사람들도 사정은 마찬가지라고 호소한다. 나 역시 학회 발표나 회의 등으로 외식을 해야 하는 경우, 마치 '내가 음식 없는 사막에 와 있는 것이 아닌가' 싶을 정도로 주변에 식사로 먹을 것이라고는 죄다 단순당과 정제곡물, 소금덩어리인 현실을 경험한다.

하지만 앞서 다룬 MIND 점수의 개념을 활용하면서 전반적인 대사 과잉, 특히 단순당, 정제곡물, 동물성 음식의 과잉을 피하고 좋은 단백질, 지방, 섬유질을 보충해준다는 규칙만 지켜도 된다. 그러면 매 끼를 완벽하게 먹기 어렵더라도 치우친 식습관을 손쉽게 반대 방향으로 교정할 수 있다. 각자 실천해보면서 자신의 상황에 맞춰 노하우를 개발해나가는 것이 가장 좋겠지만, 내가 그동안 이론적으로 고민하고 또 여러 해 동안 시도하며 좋은 결과를 얻었던 방법을 참고하면 좋을 것 같아 이 책에서 소개하고자 한다.

아침 공복에 올리브오일 커피

스타벅스에서 '올레아토Oleato'라는 명칭으로 출시하여 급격히 유명해진 오일 커피다. 저탄수화물 고지방 식단, 케톤식 식단, 또는 뒤에서 다룰 시간제한 다이어트를 해본 사람이라면 전반적인 대사 과정에는 영향을 거의 주지 않으면서 동시에 포만감과 활력을 얻기 위한 방법으로 오랫동안 유행한 '방탄 커피'를 들어봤을 것이다. 당분이 들어 있지 않은 기ghee 버터와 MCT오일Medium-Chain Triglycerides(6~12개의 탄소 원자를 가진 지방산)을 커피와 함께 먹는 것이다. 하지만 기

버터는 동물성 포화지방인데다가 비싸다.

MIND 점수를 보았을 때, 우리나라 사람들이 특히 부족한 것은 '주 요리용 기름으로 올리브오일을 사용하는 것'이기도 하므로, 굳이 방탄커피에 기 버터를 사용할 이유가 없다. 그래서 다음과 같은 조합으로 올리브오일 커피를 만들어볼 수 있다.

① 커피(에스프레소 샷. 원두커피 혹은 블랙 인스턴트커피 분말)

② 올리브오일 1큰술(15ml)

③ MCT오일 2작은술(개인의 기호와 위장 상태에 맞게 양을 조절)

→ ①②③을 모두 넣고 저어서 섞는다

당분이 함유되지 않은 두유를 넣으면 그냥 블랙커피보다 훨씬 부드러운 라떼가 되지만, 두유에는 상당량의 단백질이 들어 있기에 시간제한 다이어트의 완전한 공복기를 유지하는 경우에는 사용할 수 없다. 올리브오일은 엑스트라버진을 사용하면 맛이 더욱 좋다. MCT오일은 처음 섭취할 시 속이 쓰리거나 설사를 할 수 있으니 너무 많은 양을 넣지 않고 천천히 늘려나가는 것이 좋다. 올리브오일도 마찬가지다. 최종 목표는 1큰술(15ml)이지만, 화장실을 들락거리는 일을 피하려면 초기에는 이보다 적은 양으로 시작하는 것이 좋다.

수일 동안 출장을 가게 된다면 하루 세끼 해로운 음식들만 먹어야 하는 경우가 생기는데, 출장을 마치고 나면 온몸이 심하게 붓고 체중도 2~3kg 늘어 있을 때가 많다. 출장중에 MIND 점수를 최대한 높이는 방향으로 식사를 유지한다고 생각하면 외식을 하면서도 앞에서 언급한 부작용을 상당 부분 완화할 수 있다. 특히 간단하고 비용이 들지 않는 방법으로 나는 50~100ml 정도로 소분한 올리브오일과 MCT오일을 챙긴다. 아침 공복에 이 둘을 넣어 올리브오일 커피를 만들어 먹은 후 빈속을 유지하니 오전 전반의 컨디션이 훨씬 개선되는 것을 느낄 수 있었다.

탄수화물이 없는 식사 대용, 콩단백 셰이크

불과 몇 년 전까지만 하더라도 분리대두단백ISP, Isolated Soy Protein은 단백질 음료나 당분이 상당히 많이 함유된 단백질 셰이크 파우더의 성분으로 사용되는 경우가 많았고, 이것 자체를 섭취하는 사람은 많지 않았다. 하지만 동물성 단백질로 가장 널리 활용되는 유청 단백질의 가격이 많이 오르고, 동물성 단백질을 과량 섭취하는 것이 장기적으로 대사질환의 위험성을 증가시키고 노화를 가속할 수 있다는 우려가 널리 퍼졌고, 또한 윤리적·환경적 이유로 채식을 택하는 인구도 증가하면서 점차 분리대두단백 자체를 셰이크로 만들어 섭취하는 인구가 늘고 있다. 이른바 콩단백 셰이크인데, 만드는 방법은 아주 간단하다.

① 물 250ml

② 분리대두단백 25~30g

→ ①②를 넣고 흔들어 섞는다

 운동 후에 단백질을 보충하는 용도거나, 정제곡물에 치우친 외식의 다량영양소 비율을 교정하는 용도라면 물과 분리대두단백을 이용하기만 하면 된다. 개인적으로는 금식-모사 식사를 시행할 때 케톤 상태를 유지하기 위해 혹은 포만감이 더 필요한 경우 올리브오일 1큰술 정도나 MCT오일 2작은술을 이 단백질 셰이크에 섞기도 한다. 때로는 여기에 커피(에스프레소 샷, 원두커피 혹은 블랙 인스턴트커피 분말)를 섞기도 한다. 결과적으로, 탄수화물이 없는 한 끼 식사 대용 셰이크를 만들 수 있다.

 MIND 식사에서는 식재료 그 자체를 온전히 섭취하기를 강조하므로, 분리대두단백 파우더를 섭취하는 것을 MIND 식사 점수표의 콩류 섭취로 간주하여 1점을 받기는 어렵다. 하지만 기전적으로는 콩 섭취의 이점을 대부분 누릴 수 있고, 사람들이 두려워하는 렉틴을 피할 수 있다는 장점이 있다. 당분이 들어가지 않은 99.9% 두유가 처음에는 맛없게 느껴지더라도 그 맛에 적응하고 나면 가당 두유가 오히려 너무 달게 느껴지는 것과 마찬가지로, 분리대두단백도 그 맛에 점차 적응할 수 있다. 그래도 도저히 맛이 없어 못 먹겠다면 최소한의 당분만 들어 있는 다른 식물성 단백질 파우더를 선택하면 된다. 하지만 MIND 식사를 반복하면서 전반적인 입맛이 자연스러운 맛에 익숙해지면, 그동안 맛있게 느껴지던 가공된 음식들이 오히려 아주 자극적으로 느껴질 것이다.

외식을 피할 수 없다면 샐러드로

외식으로 흔히 접할 수 있는 메뉴를 떠올리면 아직은 피자, 치킨, 햄버거, 짜장면, 제육덮밥, 김밥 등이 생각날 것이다. 아주 맛있는 이러한 메뉴들은 안타깝게도 MIND 점수를 떨어뜨리는 구성이다. 다행히도 최근에는 샐러드 가게가 늘고 있다. 샐러드를 활용하면 푸른 잎채소, 통곡물, 콩, 견과류 등 평소에 결핍되기 쉬운 MIND 점수의 요소들을 한꺼번에 보충할 수 있다. 드레싱으로 올리브오일을 선택하면 금상첨화다(설탕이 잔뜩 들어간 드레싱이 많으니 드레싱을 선택할 때는 주의해야 한다). 포만감을 얻으려면 올리브오일을 추가하고, 단백질을 보충하고 싶으면 닭가슴살을 한 덩이 얹으면 된다.

'완전식품'이자 '슈퍼푸드' 렌틸콩

한식에 즉석밥이 있다면, MIND 식사에는 렌틸콩 통조림이 있다. 렌틸콩은 탄수화물, 지방, 단백질, 비타민, 무기질 5대 영양소가 모두 충분히 들어간 '완전식품'으로 불리며, 세계적으로 '슈퍼푸드'라는 이름으로 불리거나 건강식품으로 손꼽히는 식재료다. 건조중량 100g당 열량은 359Kcal이며 탄수화물 함유량이 식이섬유 포함 65g으로 높은 편이지만, 단백질은 100g당 25g을 포함하고 있고 당지수가 29로 매우 낮다. 이렇게 당지수가 낮은 이유에는 식이섬유 함량도 한몫하는데, 건조중량 100g당 10~25g이 식이섬유다(식이섬유 함량은 조사 기관마다 상당히 큰 폭으로 차이가 난다. 렌틸콩의 식이섬유 함량은 같은 중량인 고구마의 열 배, 바나나의 열두 배에 해당한다고도 한다).

이 책의 5부에 소개할 한국형 MIND 식단에서는 대두가 렌틸콩과 거의 비슷한 역할을 해줄 수 있다(대두는 건조중량 100g당 34g의 단백질, 10~26g의 식이섬유를 함유하고 있다. 대두 역시 식이섬유 함량은 조사한 기관마다 큰 차이가 난다).

| 렌틸콩 통조림의 재발견 |

렌틸콩은 부드럽고 맛있게 조리해야만 먹기가 좋다. 그러니 렌틸콩을 요리해 먹기란 상당히 번거로운 일이다. 제대로 삶으려면 시간이 꽤 걸리고, 렌틸콩을 넣어 밥을 하면 흰쌀밥보다 1.5배 정도의 시간이 걸린다. 물론 이렇게 밥을 만들어 잘 소분해 냉동 보관하면 되지만, 집에서의 밥 소비량이 많지 않은 사람에게는 역시나 번거롭고, 냉장고만 차지하는 일이 된다.

다행히 즉석밥보다 아주 조금만 비싼 해결책이 있다. 렌틸콩 통조림을 가끔 공깃밥 대신 먹는 것이다. 샐러드에 넣어 먹거나 곁들여 먹어도 되고, 한식 메뉴의 반찬과 함께 먹을 수도 있다. 정말 바쁠 때에는 이 통조림을 따서 그대로 먹고 나가도 된다. 렌틸콩 통조림 한 개의 열량은 대략 250Kcal 정도인데 상당히 오랜 시간 포만감을 느낄 수 있고 5대 영양소도 모두 보충되니 질 좋은 한 끼분의 저칼로리 식사가 된다.

내가 렌틸콩 통조림의 위력을 발견한 것은 10여 년 전 내과 전공의(레지던트) 2년 차 시절이었다. 당시 종합병원의 레지던트들은 거의 병원에서 살다시피 했는데, 대부분 간편한 컵라면과 콜라, 배달 음식을 즐겨 먹었다. 하지만 이런 음식들을 먹으니 금방 풍선처럼 살이 찌고 다리가 부어올라 불편했다. 심지어 열심히 일해야 하는 낮에는 너무 졸려서 견딜 수가 없었다. 주변을 둘러보니 다들 연차가 오르면서 배가 풍만해지는 것이 눈에 보였다.

이렇게 지내서는 안 되겠다는 생각에 당직실 환경에서도 먹을 수 있을 만큼 보관성이 좋으면서 당지수가 낮은 음식을 찾아 헤맸다. 그 과정을 거치며 완두콩 통조림, 강낭콩 통조림을 비롯해 갖은 콩 통조림을 시도해보았고, 마지막으로 정착한 것이 렌틸콩 통조림이었다. 영양학적으로 균형 잡혀 있으며 맛도 괜찮을 뿐 아니라 가격도 저렴하며 장기간 보관하기도 용이했다. 그런데 나중에 알고 보니 렌틸콩은 슈퍼푸드였다. 국내 여행이나 출장을 갈 때 싸 가지고 다니기에도 나쁘지 않다. '진짜' 음식을 먹기가 어려운 환경이라면 렌틸콩 통조림이 잃어버리기 쉬운 MIND 점수를 지키는 데 좋은 대안이다.

KEY
POINT

저속노화식, 간단 실천법 ✏️

❶ MIND 점수의 개념을 알고 잘 활용하면 저속노화 식사에 가까운 외식이 가능하다.

❷ 올리브오일 커피, 콩단백 셰이크, 건강한 외식 샐러드, 렌틸콩 통조림을 한 번이라도 시도해보면 그렇게 이상하지 않다는 것을, 오히려 대사와 건강에 도움이 된다는 사실을 금방 깨닫게 된다.

건강한
체중 조절의 비밀

건강의 시작은 '나'를 아는 것이다

식이조절, 목표 설정이 중요하다

MIND 식사는 기본적으로는 인지기능을 유지하기 위한 식습관에 초점을 맞추고 있어, 다양한 자연식 섭취를 주로 강조한다. 물론 이렇게 제시된 식재료를 섭취하는 것만으로도 장수 식단의 특성에 대부분 부합한다. 안타깝게도 MIND 식사에서 다루지 않는 것은 다량영양소의 균형, 식사 시간과 금식 시간의 설정 등 노화 속도에 영향을 주는 대사적 요소들의 활용 지침이다.

실제로 환자를 만나다보면, MIND 식사나 지중해식 식사를 잘 지켰음에도 대사적 목표가 잘못 설정되었거나 다량영양소의 균형이 맞지 않아 오히려 질병 상태가 더욱 악화된 분들을 자주 접하게 된다. 눈을 가린 채로 열심히 화살을 쏜다면 과녁을 맞히기는커녕, 주변 사람들만 위험에 빠뜨릴 가능성이 높은 것과 마찬가지다. 그래서 이번 장에서는 식이조절의 거시적인 목표 설정 방법과 보다 쉽게 이 목표에 도달하기 위해 조절할 수 있는 파라미터에 대해 다루고자 한다.

체중 감량, 근거가 필요하다

지중해식 식사나 채식을 하면서 체중과 체지방률을 끝없이 줄여나간 결과로 근감소증과 골다공증, 전신 위약감이 생겨 진료실을 찾는 환자를 종종 만난다. MIND 식사나 블루존 식사는 자연식물식이 근간을 이루며, 당지수가 낮고, 포만감에 비해 열량이 낮다. 기본적으로 체지방과 체중이 줄어들기 쉬운 식사법이고, 대사질환을 해소하거나 복부 지방을 제거하는 데는 제격이다. 하지만 이렇게 체중과 체지방을 빼는 것이 오히려 건강을 해치는 상황을 만들 수도 있다.

체질량지수BMI와 체지방률은 목표 설정에 중요한 척도가 된다. 체질량지수는 체중(kg)을 미터로 표시한 키의 제곱으로 나눈 것으로, 예를 들어 키가 173cm이고 체중이 69kg이면 체질량지수는 23kg/

m^2이다. 아시아권 인구에서는 통상적으로 18.5~23kg/m^2를 정상 범위로, 23~25kg/m^2는 과체중으로, 25kg/m^2 이상은 비만으로 분류하며, 서양의 대규모 성인 인구 집단을 분석한 연구에서 사망률이 가장 낮은 체질량지수는 21~25kg/m^2였다. 체지방의 경우, 이러한 대규모 분석 결과는 충분치 않으나 체질량지수가 정상이더라도 남성은 25%, 여성은 30%를 넘으면 마른 비만으로 간주한다.

| 노년기, 약간 통통한 것이 안전하다 |

일단 식단을 하는 대부분의 사람은 체중도 빠지길 원한다. 하지만 체지방률이 과도하지 않고 체질량지수가 정상 범위이면서 혈압, 혈당, 지질 수치나 허리둘레 등 다른 대사적인 요인들도 정상이라면 건강상의 이유로 굳이 체중을 뺄 필요는 없다. 특히 노년기(65세 이상)가 되면 체중 감량을 시도했을 때 근육만 빠지기 쉬울 뿐 아니라 이렇게 손실된 근육량은 잘 회복되지 않아서, 의학적인 문제가 없는 한 함부로 체중 감량을 시도하는 것은 좋지 않다.

체질량지수 27kg/m^2 이상의 비만이거나 대사질환이 문제가 되는 경우, 관절에 무리를 주어서 신체 기능이 저하될 우려가 있는 경우 등에 한해 개인별 체중 목표 설정과 식단 계획이 필요하며, 이는 의료진과 상의 후 결정하는 것이 바람직하다. 노년기에 사망률이 최소인 체질량지수 역시 25~27kg/m^2 전후로, 약간 통통한 것이 마른 것보다 오히려 안전하기도 하다.

기본적으로 체질량지수가 25kg/m²가 넘으면 가급적 근육은 보존하면서 지방은 빼는 방향으로 식사를 하는 것이 좋고, 마른 비만이라면 지방은 빠지면서 근육은 도리어 늘릴 수 있는 체성분 전환 식사를 하는 것이 좋다. 체지방률은 너무 무리해서 빼지 않는 것이 좋은데, 현재 비만이나 마른 비만이라면 체지방률은 남성은 20% 전후, 여성은 25% 전후까지를 일차적 목표로 생각하고 줄여보는 것이 좋다. 식단을 하고 체지방이 빠지는 것을 신나게 즐기다보면 어느 순간 속도가 점점 빨라지는데, 그러다보면 몸에 무리가 가고 내분비계통에도 교란이 생겨 생리 불순이나 무월경, 탈모 등 여러 가지 문제를 겪을 수도 있고, 잘 보존해야 할 근육량과 뼈 밀도 역시 낮아지기 때문이다. 급속한 체중 감량은 요요 발생 가능성도 높인다. 요요로 체중이 늘 때는 주로 지방만 붙기 때문에 좋을 것이 전혀 없다.

내가 하루에 섭취해야 하는 열량은?

먼저 본인의 기초대사량BMR과 일일 에너지 소비량을 계산해보자.

- **기초대사량(남성)**=88.362+(13.397×체중kg)+(4.799×키cm)−(5.677×나이)
- **기초대사량(여성)**=447.593+(9.247×체중kg)+(3.098×키cm)−

(4.330×나이)

조금 복잡해 보일 수 있지만, 인터넷 검색 엔진에서 키와 몸무게, 나이 등을 입력하면 자동으로 계산해주는 사이트도 있고, 인바디 등의 체성분 측정용 기계를 사용해 측정할 수도 있다.

여기에, 활동 수준에 따라 일일 에너지 소비량TDEE, Total Daily Energy Expenditure을 계산할 수 있다.

활동 수준에 따른 일일 에너지 소비량

매우 활동적이지 않음Sedentary (운동을 거의 하지 않고 몸을 움직이지 않음)	기초대사량×1.2
가벼운 활동Lightly Active (일주일에 1~3일 경도의 운동을 함)	기초대사량×1.375
보통 활동Moderately Active (일주일에 3~5일 중강도의 운동을 함)	기초대사량×1.55
활동적Very Active (일주일에 6~7일 중간 혹은 고강도의 운동을 함)	기초대사량×1.725
매우 활동적Extra Active (일주일에 6~7일 매우 격렬한 운동을 하거나, 하루 두 번의 운동을 함)	기초대사량×1.9

이 값을 알면 자신이 하루에 얼마나 먹어야 하는지를 가늠할 수 있는데, 체중 감량이 목표라면 여기서 500Kcal(또는 20%)를 빼고,

증량이 목표라면 500Kcal(또는 20%)를 더해준다. 이 계산에 따르면 40세 남성, 키 175cm, 체중 70kg인 사람의 기초대사량은 1,639Kcal이며, 주 3~5일 중등도의 운동을 하는 경우 일일 에너지 소비량은 2,540Kcal이다. 이 책의 독자 중에도 자신의 기초대사량과 일일 에너지 소비량을 확인한 후 의외로 평소 너무 적게 먹고 있었다고 느끼는 사람이 많을 것이다. 단순당과 정제곡물 때문에 지방은 에너지를 쏙쏙 저장해놓기만 하고, 이런 ET 사이클이 반복되다보면 몸은 그야말로 물만 마셔도 살이 찌는 체질이 된다.

| '대사적 토포' 해결법 |

여기에 극단적으로 에너지 섭취가 낮아지는 현상이 더해지면 '대사적 토포torpor'라고 부르는 상태가 된다. 토포는 극단적인 기아, 에너지가 매우 부족한 동면과 비슷한 몸 상태를 말한다. 그 결과 칼로리 섭취는 줄고, 체지방은 늘고, 근육은 빠지는 악순환을 경험하며, 과도한 칼로리 제한을 통해 체중만 겨우 유지하게 된다.

반대로, 단순당과 정제곡물이 극단적으로 줄어든 MIND 식사를 실천할 때는 이런 열량 제한을 풀어줄 필요가 있다. 식사를 개선하면서 근력운동과 유산소운동을 병행하며 꽉 조여 있던 몸의 대사적 토포 상태를 해소해주면, 원래 먹던 열량을 다 먹어도 오히려 배 둘레는 줄어드는 마법을 경험할 수 있다.

┃ 지방은 빼고, 근육은 늘리고 '체성분 전환' ┃

지방은 빼면서 근육을 늘리는 체성분 전환recomposition은 사람들이 가장 원하는 바인 동시에 가장 어려워하는 부분이기도 하다. 체성분 전환 또한 MIND 식사에서 권장하는 재료들을 섭취하는 것으로 쉽게 달성할 수 있다. 이 프로세스를 진행하는 동안에는 상당한 고단백 식사가 필요하다. 체중 1kg당 일일 1.6~2.2g의 단백질 섭취를 고려해야 한다. MIND 식사의 재료에 부합하는 콩, 두부, 닭고기, 생선 등으로도 충분히 섭취할 수 있는 양이지만, 포만감 때문에 이러한 재료들만으로 채우기에는 어려움이 따를 수 있다. 그래서 앞에서 다룬 분리대두단백 셰이크를 보조적으로 활용하는 것도 하나의 좋은 대안이 될 수 있다. 체성분 전환을 하면서 상당량의 운동을 병행하는 경우, 흡수 속도가 느린 통곡물 등의 복합 탄수화물을 섭취하는 것이 도움이 되는데, 이 역시 MIND 식사를 구성하는 재료들에 풍부하게 들어 있다.

┃ '의외로' 지방을 늘려야 한다면 ┃

반대로, 지방을 늘려야 하는 경우의 예를 들어보자(의외로 이런 과정이 필요한 사람이 많다). 이 경우엔 탄수화물의 흡수 속도를 빠르게 만드는 것이 아주 효과적이다. 정제곡물인 흰쌀밥이나 흰 빵의 섭취 비율을 늘리고, 필요하면 단순당을 섭취해도 괜찮다. MIND 식사의 건강한 단백질과 지방을 충분히 섭취하면서 단순당과 정제곡물을 조금씩 자주 섭취해주면 지방과 근육의 동화작용_{anabolism}을 골고루 늘릴 수 있다.

'먹지 않는 시간'의 두 가지 의미

먹지 않는 시간(우리나라에서는 '간헐적 단식'이라는 용어로 잘 알려져 있다)을 갖는 것은 대사와 노화의 측면에서 두 가지 의미를 가진다. 첫번째는 동물에게는 자고, 깨어나 생활하는 일주기 리듬_{circadian rhythm}이 있으며 대사조절 역시 이러한 일주기를 따르기 때문에 자연 상태에서 깨어 있는 때에 음식을 먹어야 한다는 것이다. 두번째는 음식을 먹지 않는 시간 동안 노화 속도를 느리게 만들 수 있는 여러 생물학적 메커니즘에 의한 작용이 활성화되리라는 것이다. 이 두 가지 가설은 생쥐와 원숭이를 대상으로 한 기전연구와 사람을 대상으로 한 임상연구들을 통해 과학적으로 잘 증명되었다.

연구 결과들을 종합하면, 먹지 않는 시간을 만들어내는 시간제한 다이어트는 체중 감량, 혈당 감소, 혈압 감소 등 여러 대사적 지표들을 개선하는 데 도움이 된다. 시간제한 다이어트가 체중 감소에 효과가 없다는 최근의 한 임상연구에서는 총 칼로리 섭취량을 통제했다. 하지만 사실상 시간제한 다이어트의 체중 감소 효과는 최종적으로는 총 칼로리 섭취량의 감소를 거쳐서 나타나기 때문에, 이

연구 결과 하나만 놓고 시간제한 다이어트의 효과가 없다고 말할 수는 없다.

| MIND 식사와 시간제한 다이어트의 병행 |

통상적으로 하루에 열두 시간 정도 위장을 비우는 것(12/12)부터 시간제한 다이어트 효과가 나타난다고 본다. 여기에서 먹지 않는 시간을 늘려서 여덟 시간은 먹고 열여섯 시간 동안은 굶는(16/8) 등 다양한 변화를 시도해볼 수 있다. MIND 식사는 시간제한 다이어트를 실천하기에도 아주 좋은 방법이다. MIND 식사가 시간제한 다이어트의 가장 무서운 걸림돌인 식욕 폭발 현상을 제어하는 데 매우 효과적이기 때문이다. 단순당과 정제곡물이 최소화된 MIND 식사를 실천하다보면 혈당 변동성이 줄어들고 렙틴 저항성이 개선되며, 섬유질과 식물성 단백질에 의해 충분한 포만감을 오랫동안 느낄 수 있다.

MIND 식사와 시간제한 다이어트를 병행하는 습관을 유지하다보면 인슐린 저항성이 점차 개선되고 수면의 질도 좋아지며 과도하게 항진된 코르티솔 분비 역시 가라앉는다. 이런 모든 변화는 비정상적인 식탐을 잠재우기 때문에 저녁식사 후 떠오르던 야식 생각도 사라지게 된다. 저녁식사 후부터 아침까지 빈속을 유지하면 열두 시간 금식도 아주 쉽게 달성된다. 아침식사 후 앞에서 소개한 올리브오일 커피를 한 잔 마시고(그냥 올리브오일을 한 큰술 먹는 것도 좋다) 빈속으로 아침 시간을 보낸 뒤 점심으로 첫 끼니를 시작하면 자연스럽게 16/8 시간제한 다이어트가 이루어진다.

MIND 식사 자체도 '체중이 빠지는' 특성이 있기 때문에 시간제한 다이어트와 조합하면 강력한 체중 감소 효과를 낼 수 있다. 두 가지를 병행하는 사람이 반드시 기억해야 할 점은, 시간제한 다이어트를 통해 근육을 잃게 될 우려도 크다는 점이다. 따라서 체중, 특히 근육을 늘려야 하는 상황이거나, 노년기(60대 이상)에 접어든 경우라면 주의해서 실천해야 한다. MIND 식사와 시간제한 다이어트를 이용하여 체중 감량을 시도하는 경우라도 적절한 근력운동과 충분한 단백질 섭취를 반드시 함께 챙겨야 한다.

저속노화 식사와 식이조절 ✏

❶ 나의 체질량지수, 기초대사량, 일일 에너지 소비량을 알아야 효과적으로 식이조절을 할 수 있다는 점을 명심하자. 자기 몸을 제대로 파악하지 못한 채로 무작정 특정 식이를 따르는 것은 건강을 해치는 길이다.

❷ 여러 가지를 고려한 결과 다이어트가 필요하다고 판단되면, 저속노화 식단과 시간제한 다이어트(간헐적 단식)를 병행하는 것을 추천한다. 다이어트가 더 쉬워지는데 효과는 몇 배가 된다. 단, 반드시 운동과 단백질 섭취를 챙겨야 한다.

❸ 60대 이상이라면 식사와 운동 등 생활습관을 바꾸기 전에 반드시 의학적인 상담을 거쳐야 한다.

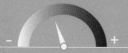

Part 3

노화의 가속페달을 멈추는, 올바른 탄·단·지 가이드

잘 먹어야 약이 된다

탄수화물, 단백질, 지방. 우리가 잘 알고 있다고 생각하는 3대 영양소다. 체중 증가, 체중 감량, 체질 개선을 위해 특정 영양소 섭취를 제한하거나 많이 섭취하는 방식. 예를 들어 '저탄고지' '무탄고단' 등을 극단적으로 실천해 효과를 보려는 사람들이 적지 않다. 과연 탄수화물이라고 다 나쁘고 단백질이라고 다 좋을까? 3부에서는 탄수화물, 단백질, 지방에 대한 올바른 이해를 통해 나의 생애주기와 몸 상태에 맞게 영양을 섭취하는 방법을 제안한다.

탄수화물,
모두 같지는 않다

탄수화물은 흡수 속도가 중요하다

좋은 탄수화물 vs 나쁜 탄수화물

탄수화물은 우리 식단의 구성 요소 중 가장 큰 부분을 차지한다. 보건복지부가 2020년 배포한 '한국인 영양소 섭취 기준-에너지와 다량영양소' 자료를 살펴보면, 성인 기준 다량영양소의 에너지(열량) 적정 비율은 탄수화물 55~65%(총 당류 섭취량은 총 에너지 섭취량의 10~20%, 첨가당은 총 에너지 섭취량의 10% 이내), 단백질 7~20%, 지방 15~30%(포화지방 7% 미만, 트랜스지방 1% 미만)이다.

여기서 탄수화물을 조금 더 자세히 들여다보면, 성인 남성과 여성 모두 일일 평균 탄수화물 필요량은 100g, 권장 섭취량은 130g 으로 되어 있으며, 일일 식이섬유 충분 섭취량은 30~64세 남성은 30g, 여성은 20g으로 권고하고 있다.

그러나 많은 사람이 알고 있듯 탄수화물이 모두 같지는 않다. 모든 탄수화물이 나쁘지도 않다. 나 역시 과거에는 전체적으로 탄수화물의 섭취량을 제한하는 것이 대사질환 예방에 도움이 되리라고 생각했다. 하지만 지금까지 이 책에서 살펴본 것처럼, 같은 양의 탄수화물이 몸에 들어오더라도 몸에 어떠한 혈당 곡선을 만들어내고 췌장, 근육, 지방조직과 두뇌에 어떠한 반응을 만들어내는지에 따라 자신에게 이로운지 해로운지가 달라진다.

I 현상황과 추구하는 방향에 따라 다르다 I

체중, 체성분, 근육량 등이 지금과 어떻게 달라지기를 원하는지에 대한 자신의 방향과 목표에 부합하는 탄수화물이 좋은 탄수화물이다. 한 가지 방향성이 일종의 '교조주의'가 되어 자신이 목표로 해야 하는 건강 방향과 맞지 않는데도 무리해서 실천하는 사람을 임상에서 많이 만난다. 알려진 바와 다른 사례들을 먼저 들어보자면, 격한 근력운동을 반복하며 근육량을 빠르게 늘리려는 사람의 경우 근력운동 직후 흰 빵이나 흰쌀밥을 먹는 것이 도움이 된다. 이 경우에는 흰 빵이나 흰쌀밥을 먹어도 혈당이 웬만해서는 오르지 않고, 근육의 에너지 저장 물질인 글리코젠glycogen을 복구하는 데 흰 빵과 흰쌀밥이 도움이 될 뿐 아니라, 운동 후의 지연성 근육통을 줄여줄 가능성도 있다.

노년기에 당뇨병을 앓으며 인슐린 저항성이 있고, 심한 저체중인데 체중이 근래에 더욱 빠지고 있으며, 소화 기능 역시 많이 떨어져 있다면 당뇨약을 적절히 사용하면서 흰쌀밥을 여러 번에 걸쳐 섭취하는 편이 과도한 섬유질과 통곡물에 초점을 맞춘 식사보다 낫다. 위장이 좋지 않은 사람(기능성 위장 장애)이나 섬유질을 섭취하면 설사, 방귀, 복통이 심한 사람 역시 무리해서 통곡물 섭취를 하지 않는 편이 좋다.

지금까지 말해온 MIND 식사의 반대 스펙트럼이면서도 마찬가지로 단순당과 정제곡물은 제한하는 저섬유·저탄수화물 식사가 불편함을 개선하는 데 도움이 되는 경우도 있다. 이처럼 현상황과 나아가고자 하는 방향에 따라 누군가에게 나쁜 탄수화물이 다른 사람에게는 좋은 탄수화물일 수도, 또 누군가에게 좋은 탄수화물이 다른 사람에게는 나쁜 탄수화물일 수도 있다.

| 기본 원리는 존재한다 |

그럼에도 기본 원리는 존재한다. 느리게 소화되고 흡수되어 혈당 변동 폭을 적게 만들어주는 탄수화물, 포만감을 오래 유지해주며 식이섬유가 위장에서 좋은 미생물을 성장시켜줄 수 있는 탄수화물이 기본적으로 좋은 탄수화물이다. MIND 식사에서 강조하는 통곡물,

콩류, 채소, 과일에서 이러한 좋은 탄수화물들을 찾을 수 있다. 이 탄수화물에는 비타민과 미네랄 등 미량영양소가 포함되어 있기도 하다.

반대로 기본적으로 나쁜 탄수화물은 역시 정제곡물, 단순당으로 구성된 음식들로, 혈당 변동성을 높이며 대개는 지방, 소금과 섞여 있어 중독성은 높지만 식이섬유가 적어 포만감은 낮다. 결과적으로는 쓸데없이 많은 열량을 섭취하게 되는 음식에 포함된, 통상적으로는 '빠른 탄수화물'의 개념을 생각하면 된다. 여기서는 한발 더 나아가 우리가 흔히 섭취하거나 MIND 식사가 권고하는 곡물들과 과일들에 어떤 특성이 있는지 좀더 자세하게 살펴보려고 한다.

곡류와 콩류 잘 고르기

곡물은 크게 곡류와 콩류로 나눌 수 있다. 일상적으로 우리가 접할 수 있는 곡류와 콩류, 그리고 여기에 해당하지는 않지만 역시나 흔히 먹게 되는 감자와 고구마의 다량영양소를 정리해보았다(표 5). 지방은 아주 미미하게 함유된 경우가 많아 표에 포함하지 않았다. MIND 식사에서는 당부하가 낮고 섬유가 풍부한 재료를 추천한다.

영양 성분은 공평한 비교를 위해 건조중량 100g을 기준으로 정리했다. 당지수와 당부하는 섭취할 수 있는 상태 기준으로, 당부하

표 5 다양한 곡물의 영양 성분과 당지수·당부하 비교

식품	열량 (Kcal)	단백질 (g)	탄수화물 (g)	식이섬유 (g)	당지수 (GI)	당부하(GL, 200Kcal당)	MIND 식사 추천 여부
현미	351	7.5	80	3.5	55	24	Yes
보리	354	12.5	73	17.3	25	10	Yes
수수	339	11.3	75	3.3	65	29	Yes
기장	378	13.2	73	10	54	21	Yes
귀리	389	12.0	70	10.6	60	21	Yes
백미	366	6.8	80	1.3	86	36	No
통밀	340	13.2	72	12.2	41	18	Yes
밀가루	364	10.3	76	2.7	85	36	No
퀴노아	368	14.1	64	7	53	21	Yes
렌틸콩	359	25.0	65	25.5	29	13	Yes
서리태	341	21.6	63	15.2	30	14	Yes
병아리콩	364	19.3	61	17.4	28	13	Yes
강낭콩	341	22.2	63	19.5	30	14	Yes
완두콩	244	24.0	58	5.2	22	7	Yes
대두	446	36.5	30	9.3	15	7	Yes
감자	323	2.5	75	7.3	85	39	No
고구마	346	1.6	80	11.3	63	29	Yes
옥수수	365	9.0	81	7.3	55	24	Yes

역시 1회분의 크기 차이가 상당하거나, 1회분이 일치되지 않는 경우가 있어서 200Kcal당으로 비교했다.

곡류는 쌀, 보리, 수수, 기장 등 벼과에 속하는 열매를 이르며, 탄수화물 함유량이 높아 열량도 높으므로 신석기시대 이후 인류의 주식으로 자리잡았다. MIND 식사에서는 통곡물 섭취를 강조한다. 다양한 정제곡물은 겨와 배아를 모두 잘라내버리기 때문에 당지수와 당부하가 높다.

| 통곡물은 가능한 한 그대로 |

〈표 5〉에서 백미와 밀가루는 현미와 통밀에 비해 당지수와 당부하가 현저히 높은 것을 볼 수 있다. 빵, 떡, 국수 등 곡식을 갈아서 소화되기 쉽도록 가공하면 실제 흡수되는 속도는 더욱 빨라진다. 예를들어 통밀을 빵으로 만들어 먹으면 흰 빵보다는 낫지만 역시나 통밀을 갈아서 소화가 더 잘되게 만들었기 때문에 혈당 피크가 빠르게 이루어진다. 그래서 가장 권장할 만한 식사 방식은 통곡물을 가급적 갈지 않고 조리하여 그대로 섭취하는 것이다.

| 콩류 섭취 실천의 중요성 |

콩류는 콩(대두), 렌틸콩, 강낭콩, 완두콩 등 콩과에 속하는 여러 작물의 열매를 이르며, 단백질 함량이 높은 것이 특징이다. 종자의 종류, 산지, 분석한 곳에 따라 조금씩 숫자는 달라지지만, 대부분의 콩류는 건조중량 100g당 20~35g의 단백질을 함유하고 있다. 물론 콩류에는 상당량의 탄수화물이 포함되어 있기도 하다. 이 탄수화물은 대부분 식이섬유이며, 콩 전체에서는 단백질이 높은 비중을 차지하기 때문에 당지수가 아주 낮은 것이 특징이다.

〈표 5〉에서 곡류인 현미부터 퀴노아까지는 대부분의 당지수가 50 이상이지만, 콩류로 내려오면 당지수가 30 이하로 크게 떨어지는 것을 볼 수 있다. 결국 지중해식 식사나 MIND 식사에서 강조하는 콩류 섭취를 실천하면 자연스럽게 강력한 저당식 식습관을 갖게 되는 셈이다.

지중해식 식사나 MIND 식사를 생각할 때 귀리, 통밀, 퀴노아, 렌틸콩, 병아리콩을 주 섭취 곡물로 떠올리기 쉽다. 하지만 우리나라에서 흔히 만날 수 있는 곡류와 콩류 중에도 이들과 비슷한 특성을 가진 것이 많다. 슈퍼푸드로 불리는 퀴노아는 기장, 수수, 피, 조 등으로도 대체할 수 있다. 단백질, 식이섬유, 당부하 등 다량영양소나 미량영양소 측면에서도 큰 차이는 없다는 것이 대다수 영양 전문가들의 의견이다. '밭에서 나는 고기'라고 불리는 렌틸콩과 비교하면 우리나라에서 널리 사용되는 대두의 단백질 함량이 오히려 높다. 심지어 대두를 더욱 소화하기 좋게 가공한 된장, 두부 등의 식품도 존재한다(단백질에 대해서는 뒤에서 더 자세히 다룰 것이다).

MIND 식사 자체가 구체적으로 식품 명칭을 지정하지 않고 특성을 광범위하게 제시하고 있으므로, 그 특성을 활용하여 우리나라에서 쉽게 구할 수 있는 여러 통곡물과 콩을 활용해보는 것을 추천한다.

과일 잘 섭취하기

과일은 주로 당분과 약간의 식이섬유, 물 그리고 여러 가지 건강에 좋은 식물성 화학물질phytochemical로 구성된 식품이다. 식물성 화학물질의 예로 토마토의 라이코펜lycopene, 블루베리의 안토시아닌anthocyanin, 사과의 퀘르세틴quercetin, 우르솔릭산ursolic acid 등을 들 수 있다. 항산화 특징이 있는 것들도 있고, 우르솔릭산의 경우 근육 건강에 도움이 된다는 보고도 있다. 과일은 비타민 C, K, 칼륨(포타슘), 칼슘, 마그네슘 등의 무기질을 포함해 다양한 미량영양소를 함유하고 있기도 하다.

관찰연구들에서 발견되는 흥미로운 점은 식품을 통한 항산화 성분의 다량 섭취는 질병 예방과 수명 연장에 도움이 되지만, 보충제를 통한 고용량 항산화 성분 섭취가 건강에 도움이 된다는 증거는 부족하다는 것이다. 항산화 성분 그 자체보다는 이 성분이 많이 든 과일, 채소 등 다양한 식재료를 섭취하는 건강한 식습관 자체가 도움이 되는 것일 수도 있다.

| 베리류의 효과 |

지중해식 식사에서는 하루 3회분을 초과하는 과일 섭취를 권장한다. MIND 식사에서는 일주일에 2회분 이상 베리류를 섭취하라고 권고한다. 두 가지 지침 모두 구체적으로 어떤 과일을 섭취해야 하는지를 명시하지는 않는다. 베리류는 반드시 식물학적 베리류를 의미하지는 않으며 블루베리, 라즈베리(산딸기), 블랙베리, 딸기, 멀베리(오디), 아사이베리 등을 포함한다. 블랙베리와 비슷하게 생긴 복분자 딸기 역시 산딸기아속으로 베리류다.

특히 블루베리에는 안토시아닌뿐 아니라 다양한 식물성 화학물질이 함유되어 있는데, 이런 베리류를 많이 섭취하는 것은 2형 당뇨병, 심혈관계질환 발생이나 인지기능 저하, 사망 등을 예방하는 데 도움이 된다는 관찰연구 결과가 많이 보고되고 있다. 베리류 과일의 섭취가 두뇌 혈류, 전반적인 인지기능, 기억력, 실행 능력, 작업 속도, 집중력 등 다양한 인지 지표에 이로울 수 있다는 임상연구 결과 역시 다수 존재한다.

| 당지수가 낮은 과일 |

베리류 과일은 당지수가 낮은 편이기도 하다. 당지수가 비교적 낮은 과일 스물다섯 가지의 당분 함량과 100g 기준 당부하를 〈표 6〉에 표기했다. 과일의 열량은 대부분이 당분만으로 이루어져 있으므로, 100g당 열량은 당분 함량에 4를 곱하면 얼추 맞출 수 있다. 일부 과

표 6 당지수와 당부하가 비교적 낮은 과일 26가지

과일	당지수(GI)	당분 함량(g/100g)	기준 당부하 (GL/100g)
아보카도	10	0.7	0.1
레몬	20	2.5	0.5
라임	20	1.7	0.3
체리	22	14.2	3.1
자몽	25	6.5	1.6
블랙베리	27	4.9	1.3
산딸기	29	11.9	3.6
복숭아	29	8.4	2.4
천도복숭아	30	9.5	2.9
배	36	8.3	3.0
석류	37	13.7	5.1
사과	39	14.1	5.5
키위	39	12.0	4.7
딸기	40	6.1	2.4
코코넛	45	6.2	2.8
귤	45	8.2	3.7
오디	48	8.4	4.4
망고	50	14.8	7.4
청포도	52	7.6	4.0
블루베리	53	14.5	7.7
파파야	58	5.9	3.4
파인애플	59	11.9	7.0
멜론	65	7.9	5.2
적포도	65	7.1	4.6
참외	65	7.7	5.0
수박	72	6.2	4.5

일들에는 약간의 지방과 단백질도 들어 있지만 미량이라 따로 표기하지 않았다.

당지수가 낮은 과일 중 베리류로는 블랙베리(27), 산딸기(29), 딸기(40), 오디(48), 블루베리(53)가 있다. 반대로 당지수가 아주 높은 과일로는 애플망고(96, 100g당 당부하 6.6), 바나나(92, 당부하 11.4), 홍시(91, 당부하 7.5) 등이 대표적이다. 수박은 당지수는 100에 이르지만, 당분 함량 자체가 적고 수분이 대부분이라 다행스럽게도 100g 기준 당부하는 6~7 정도에 머문다.

베리류는 아니지만 우리나라에서 흔히 구할 수 있으면서 당지수, 당부하가 모두 낮은 과일로는 사과, 배, 복숭아, 귤 정도가 우선 눈에 들어올 것이다. 여름철 과일인 참외는 당지수 자체는 높지만 다른 과일들과 양을 맞춰 비교해보면 당부하는 5 정도가 된다.

| 무슨 과일이든 과식은 금물 |

이렇게 여러 과일의 탄수화물 패턴을 체크해보았다. 주의해야 할 것은 당부하는 분량으로 보정한 값이기 때문에 무슨 과일이든 결국 많이 먹으면 다량의 당분 섭취로 혈당을 올리고 전체 칼로리 섭취량도 높아질 수 있다는 점이다. 또하나 강조하자면 과일은 주스 형태로 만들지 않고 그 자체로 섭취할 때 섬유질과 당분을 함께 먹게 되므로 혈당 상승 폭이 어느 정도 억제된다. 아무리 당지수가 낮은 과일이라도 주스로 만들어 먹으면 액상과당을 섭취하는 격이 되고, 당

연히 혈당 상승 속도도 빨라진다. 씹고 삼킬 수 있다면 가급적 과일은 그 자체로 섭취하자.

바쁜 현대인의 일상에서 과일은 굳이 필요하지 않은 선택지로 간주되는 경우가 많다. 하지만 과일을 섭취하는 것은 전반적인 건강에 도움이 될 뿐 아니라, 식사를 즐겁고 맛있게 만들 수 있는 방법이기도 하다. 각자의 식사 패턴과 건강 목표에 맞는 과일을 선택하고, 그것을 일상에 통합하여 MIND 점수도 올리고 보다 건강한 삶을 만들어보는 건 어떨까?

> **KEY POINT**
>
> ## 곡류와 콩류, 과일 섭취법 ✏️
>
> ❶ 121쪽 〈표 5〉 곡물 성분표를 참고해 여러 잡곡밥을 만들어 먹다보면 자신에게 맞는 탄수화물-단백질 비율 구성의 밥을 구현할 수 있다. 현미, 보리, 기장, 귀리, 서리태 등을 골고루 활용해보자.
>
> ❷ 과일에는 당뿐 아니라 식이섬유, 수분, 건강에 좋은 식물성 화학물질이 포함되어 있다. 당지수와 당부하를 살펴보며 다양한 과일을 섭취해보기를 추천한다. MIND 식사법에서는 특히 블루베리, 블랙베리, 산딸기, 딸기 등의 베리류 섭취를 적극 권장한다.

어떤 지방을
먹어야 하는가

지방은 구성 성분의 비율과 조성을 따져야 한다

좋은 지방 vs 나쁜 지방

어떤 지방을 선택해야 하는지는 식단을 공부하는 사람들 사이에서
늘 뜨거운 논쟁거리다. 불포화지방 대신 포화지방을 섭취해야 한다
는 주장, 포화지방은 절대 섭취해서는 안 된다는 주장, 씨앗 기름seed
oil을 먹으면 큰일난다는 주장, 씨앗 기름을 먹어야 한다는 주장, 올
리브오일을 가열하면 죽음의 물질이 생겨난다는 주장, 올리브오일
은 튀겨도 상관없다는 주장 등 온갖 이야기가 인터넷 공간과 지면
을 떠돈다.

지방과 관련된 문제는 유난히 속설과 잡음이 많고, 이런 정보에 노출된 대중은 정작 두터운 과학적 증거들에 기반한 정설을 따르지 않고 왜곡된 선택을 하기도 한다. 너무 안타까운 일이다. 앞서 언급한 '렉틴' 사례만 봐도 그렇다. 수많은 연구에서 채소를 섭취하면 여러 질병의 발생 가능성이 낮아지고 삶의 질이 개선될 가능성이 높으며 기대수명도 늘어날 수 있음을 바이오마커biomarker(혈액검사를 비롯하여 생물학·생리학적 기법으로 특정 질환의 발생 여부나 호전 및 악화 여부를 확인할 수 있는 여러 가지 표지자들을 말한다), 세포, 동물, 사람을 넘나드는 다양한 기법을 통해 입증해도 한 명의 이야기꾼이 '식물성 음식에는 독소가 있다'라고 퍼뜨리면 대중은 이러한 이야기에 더욱 혹하는 것이 현실이다. 이런 속설들이 오가는 데에서는 사망, 질병 발생, 생물학적 기전 등을 아우르는 과학적이고 논리적인 관점보다는 한두 명의 사례('누가 이걸 먹었는데 좋다더라')나 개인적 경험이 회자되는 경우가 많기 때문이다. 사람이 기본적으로 서사에 취약하기 때문이기도 하다. 이런 흔한 오류에 빠지는 것을 피하기 위해, 여기서는 먹는 기름의 특성과 건강상의 득실을 가능한 한 거시적인 관점에서 조망해보려 한다.

| 더할 것 두 개와 뺄 것 하나 |

MIND 식사에서는 우선 기본적으로 세 가지 원칙을 이야기한다. 첫 번째는 요리용 기름으로 올리브오일을 주로 사용하는 것이다. 두번

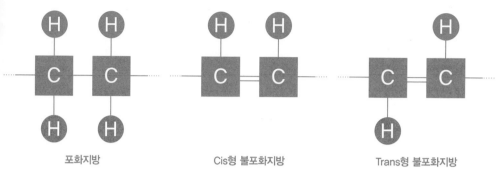

그림 6 지방산 구조의 종류

포화지방   Cis형 불포화지방   Trans형 불포화지방

째는 견과류를 일주일에 5회분 이상 충분히, 자주 섭취하는 것이다.
세번째는 감자튀김 등 고열로 조리된 식품이나 과자 등에 포함된 트
랜스지방의 섭취를 피하는 것이다. 이렇게 더할 것 두 개와 뺄 것 하
나만 제시했지만, 이는 많은 의미를 담고 있다. 그 의미에 담긴 원리
들을 이해하면 저속노화 식사를 한식으로 계획하고 구현하는 데에
도 효과적으로 도움이 된다.

　지방에 대해 이해하기 위해 우선 지방의 분류를 알고 넘어갈 필
요가 있다. 지방은 글리세롤glycerol이 끝에 있고 여기에 지방산fatty acid
이 달린 구조로 되어 있다. 이 지방산의 구조에 따라 포화지방, Cis
형 불포화지방(이하 불포화지방), Trans형 불포화지방(이하 트랜스지방)
으로 나눌 수 있다(그림 6).

포화지방, 여전히 해로운

포화지방은 지방산 사슬의 각 탄소 원자가 최대한의 수소와 결합한 상태의 지방이다. 탄소 원자 사이의 결합이 모두 단일결합(한 줄)으로 이루어져 있음을 의미하며, 이로 인해 포화지방은 직선적인 구조다. 이런 특징 때문에 포화지방은 일반적으로 상온에서 고체로 존재하며, 동물성 지방(버터, 치즈, 고기의 지방 등)과 일부 식물성 지방(코코넛유, 팜유)이 대표적이다.

과거에는 포화지방 자체에 비난의 눈초리가 집중되었다. 현재는 뒤에서 이야기할 트랜스지방이라는 확실한 악당이 출현한 탓에 포화지방 자체는 과거에 비해 조금 더 중립적인 개념으로 받아들여진다. 그럼에도 불구하고 포화지방 섭취를 줄이는 것은 질환이나 사망을 예방하는 데 도움이 된다는 연구 결과가 여전히 풍부하게 제시되고 있다. 포화지방이 많이 들어 있는 동물성 음식(가공육, 붉은 고기)을 자주 섭취하는 것이 몸에 해롭다는 사실에도 변함은 없다. 이에 따라 MIND 식사에서는 붉은 고기와 이를 가공한 식품들은 일주일에 네 끼 이하로, 버터와 마가린은 하루 1큰술 미만으로 섭취하도록 권고하고 있다.

불포화지방, 여러 질병 예방에 좋은

지방산의 탄소 사슬 중 일부에 이중결합(두 줄)이 있어서, 탄소가 모두 수소로 채워지지 않아 빈자리가 있는 지방이다. 이중결합 때문에 탄소 사슬은 직선을 이루지 않고 휘어지는데, 이러한 구조적 특징으로 불포화지방은 상온에서 액체 상태로 존재한다. 불포화지방의 지방산은 다시 단일불포화지방산MUFA, Mono Unsaturated Fatty Acid과 다중불포화지방산PUFA, Poly Unsaturated Fatty Acid으로 분류할 수 있다. 단일불포화지방산은 탄소 사슬에 이중결합이 하나만 있는 것으로, 이 지방산이 많이 들어 있는 기름으로는 올리브오일, 아보카도오일 등을 들 수 있다. 다중불포화지방산은 탄소 사슬의 이중결합이 두 개 이상 있는 지방으로, 이 지방산이 많이 들어 있는 식품으로는 생선, 견과류, 카놀라유, 해바라기유 등이 있다.

다중불포화지방산의 종류로는 유명한 오메가-3, 오메가-6가 있다. 세계보건기구는 오메가-6와 오메가-3의 섭취 비율을 4:1 정도로 유지할 것을 권고하지만, 통상적인 현대 서양의 식이 연구를 살펴보면 실제 비중은 15:1 정도이다.

2017년 미국심장학회는 포화지방을 불포화지방으로 대체하는 식습관이 심혈관계질환을 예방할 수 있으며, 잠재적으로 주요 질병에 의한 사망과 전체 사망의 위험성을 낮추고 지질 수치도 개선할 수 있음을 제시했다. 특히 오메가-3 지방산의 일종이며 견과류와 콩(대두), 카놀라유에 많이 들어 있는 알파-리놀렌산Alpha-linolenic acid 섭취는 전체 사망과 심혈관계질환 사망의 감소와 연관되어 있다는 연구들이 있다. 다만 관찰연구와 중재연구 결과들 사이에는 차이가 존재하며, 보충제 형태로 공급하는 경우에는 효과가 거의 없었다.

트랜스지방, 특히 나쁜

트랜스지방은 보통 '수소화'라는 인공적 과정으로 생성된다. 이 과정은 불포화지방에 수소를 첨가해 상온에서 고체 상태를 유지하도록 만드는 과정으로, 쉽게 말해 식물성 기름으로 동물성 포화지방의 질감을 내도록 만드는 과정이다. 이때 불포화지방이면서 수소의 위치가 반대편에 위치한 트랜스trans 구조의 지방산이 만들어진다. 마가린, 쇼트닝과 이를 성분으로 사용한 초가공식품에 다량 포함되어 있다. 트랜스지방은 고온으로 요리하는 과정에서 만들어지기도 한다. 높은 온도에서 끓인 식물성 기름에 튀기는 감자튀김, 도넛, 치킨 등에 많이 포함되어 있다.

트랜스지방 섭취는 지질 패턴을 나쁘게 만들 뿐 아니라 심혈관계질환에 의한 사망률을 증가시킬 수 있다는 것이 관찰연구를 통해 밝혀졌다. 흔히 포화지방이 해롭다고 알고 있지만 포화지방 섭취와 트랜스지방 섭취를 따로 떼어놓고 분석해보면 트랜스지방이 특히 나쁘고 포화지방 자체의 해로운 영향은 소거된다는 연구 결과들이 있을 정도다. 세계보건기구는 일일 전체 섭취 에너지에서 트랜스지방 섭취를 1% 이내로 줄일 것을 권고한다. 이에 따라 MIND 식사에서도 튀김류와 패스트푸드는 일주일에 한 번 미만으로(아예 먹지 말라는 뜻이다) 섭취할 것을 권고한다.

저속노화식 관점에서 본 지방들

〈표 7〉에서는 올리브오일을 비롯해 흔히 사용되는 기름들의 오메가-3, 오메가-6 함량과 오메가-6:오메가-3의 비율(일반적으로 숫자가 낮을수록 좋다), 그리고 다중불포화지방산과 단일불포화지방산 함량을 표기했다. 오메가-3와 오메가-6 지방산은 둘 다 필수지방산이지만, 우리 몸이 자연적으로 만들어내지 못하기 때문에 음식을 통해 섭취해야만 한다. 이 지방산들은 세포막의 구성 성분이며 중추신경계 기능 유지에도 필수적이다. 또한 피부나 머리카락의 건강을 유지하는 데에도 필요하다.

오메가-6 지방산은 몸에서 생화학적 변환 과정을 통해 염증 물질로 바뀔 수 있다. 반면 오메가-3 지방산은 항염증 작용을 한다. 이 때문에 오메가-3와 오메가-6 지방산의 균형이 중요해진다. 〈표 7〉을 살펴보면 콩기름, 아마인유(아마씨유), 호두유, 마카다미아오일, 들기름, 생선 기름이 상대적으로 높은 오메가-3 비율을 보인다.

| 올리브오일 |

올리브오일은 흔히 사용되는 식물성 기름 중에는 평균 이상의 오메가-6:오메가-3 비율을 보인다. 관찰연구들에서 올리브오일을 더 많이 섭취하면 심혈관계질환 사망 감소, 암 사망 감소, 전체 사망 감소 등에 이로운 효과가 있음이 밝혀졌다. 평소 올리브오일을 주 요리 기름으로 사용하는 사람들이 그렇지 않은 사람들에 비해 인지기능 저하 속도가 느리다는 연구 결과도 있다.

올리브오일을 가열 요리에 사용하면 산화가 발생해서 유독물질을 먹게 된다는 말을 들어보았을 것이다. 하지만 실험연구들에서 실제로 올리브오일을 장시간 고온에 처리했을 때 성분의 변화는 없었다.

한편, 고급 올리브오일을 튀김용으로 사용할 때 온도 조절에 따른 안전상의 문제가 발생할 가능성은 있다. 엑스트라버진 올리브유의 발연점은 210℃ 정도이고, 일반적으로 튀김 요리에 필요한 기름의 온도는 170~180℃이다. 엑스트라버진 올리브오일로 튀김 요리를 할 때, 온도 조절에 실패해 210℃를 넘기면 불이 날 수도 있다는 의미다. 하지만 튀김 요리를 위해 값비싼 엑스트라버진 올리브유를 사용하는 사람은 드물 것이고 보통의 올리브오일(퓨어 등급)은 발연점이 230℃ 정도이므로 조리용 기름으로 사용하는 데 전혀 지장이 없다. 오히려 튀김 등 고온 조리시 산화되어 트랜스지방이 발생하는 등

표 7 우리 주변에서 흔히 접할 수 있는 지방의 성분표

기름 종류	오메가-3 (g/100g)	오메가-6 (g/100g)	오메가-6 : 오메가-3 비율	다중불포화 지방산 (g/100g)	단일불포화 지방산 (g/100g)
올리브오일	0.76	9.7	12.8:1	10.5	73
콩기름	7	51	7.3:1	58	23
해바라기유	0	59	–	65	20
카놀라유	9	19	2.1:1	28	63
참기름	0.3	45	150:1	45	40
아마인유	53	14	0.26:1	67	19
옥수수유	1	54	54:1	55	28
호두유	10	52	5.2:1	62	23
아보카도오일	1	13	13:1	14	70
코코넛오일	0	2.7	–	2.7	6
팜유	0	9.8	–	9.8	38
마카다미아오일	0.2	1.5	7.5:1	1.7	59
들기름	54	14	0.26:1	68	14
생선 기름	30~35	0~1	0.03:1	30~36	~10

의 문제는 다른 식물성 오일들을 사용할 때 더 조심해야 된다.

I 생선 기름 I

우리나라에서 구하기 쉬운 들기름은 발연점이 160℃ 정도로 낮아

서, 가열을 하는 조리용 기름으로 사용하기는 어렵다. 생선 기름 역시 고온에서 불안정하기 때문에 조리용 기름으로 사용하는 경우가 드물고, 보통은 생선 자체로 섭취하거나 영양 보충제 형태로 가공하여 섭취하거나 샐러드드레싱 등에 사용한다.

생선 기름을 식사나 보충제 형태로 복용할 때의 건강상 이익에 대한 상반된 연구 결과들이 존재하는데, 주로 식사와 보충제를 포함한 전체적인 오메가-3 지방산 섭취가 많으면 심혈관계질환과 연관된 사망이 예방되는 것으로 보인다. 단 보충제 형태로 투여하는 경우 그 자체만으로는 질환이나 사망을 예방하는 효과는 희석되는 것으로 보인다.

| 씨앗 기름 |

많은 사람이 불안해한다는 씨앗 기름은 어떨까? 콩기름, 해바라기유, 카놀라유, 포도씨유, 참기름, 들기름 등 씨앗 기름은 염증을 만들기 때문에 절대 먹어서는 안 되는 것으로 받아들여지는 경우가 많다. 하지만 모든 씨앗 기름이 똑같이 해로운 것은 아니다.

기름이 염증을 만드는 데 작용하는 요인은 다음 두 가지이다. 첫 번째로는 오메가-3와 오메가-6의 비율이다. 앞 페이지의 〈표 7〉을 보면 해바라기유나 옥수수유에는 오메가-6가 현저하게 많이 포함되어 있다. 두번째는 기름 자체를 오래 보관하는 과정에서 산화되어 트랜스지방이 발생했거나, 고온의 조리 상태에서 트랜스지방이 생길 가능성이다. 올리브오일은 특히 산화안정성이 높아서 조리나 산화에 의해 트랜스지방이 생겨날 가능성이 낮지만, 콩기름이나 카놀라유는 산화안정성이 낮아 고온 조리 후 트랜스지방이 생겨날 가능성이 높다. 따라서 차갑고 신선한 카놀라유는 좋은 오메가-3 보충제가 될 수 있지만, 카놀라유에 튀긴 도넛이나 닭 요리는 트랜스지방 덩어리가 될 수 있다.

그 외에 씨앗 기름의 안전성에 대해 기름을 얻어내는 과정에서 사용하는 유기용매가 잔류할 가능성을 우려할 수 있다. 그러나 유기용매는 기본적으로 기준치 미만으로 관리되기에 신뢰할 수 있는 제품이라면 건강상의 위험을 초래할 가능성은 낮다. 이런 우려에도 불구하고, 많은 관찰연구에서 버터 등 동물성 지방의 섭취보다는 식물성 기름의 섭취가 사망률 저하나 심혈관계질환의 저하와 연관되어 있음을 보인다.

정리하면, 씨앗 기름은 산화 과정에서 백해무익한 트랜스지방이 생성될 가능성이 높다. 그러므로 동물성 포화지방보다야 낫더라도 웬만하면 가열이 필요한 요리에 사용하지 않는 것이 좋겠다. 물론 MIND 식사에서는 올리브오일을 주 요리용 기름으로 권고하고 있기도 하고, 트랜스지방이 발생하기 좋은 튀김류 섭취를 지양하도록 하니 씨앗 기름이 염증의 발톱을 드러낼 만한 상황에 노출될 가능성은 적다.

| MCT오일 |

비교적 최근에 케톤식 식사 등으로 각광받게 된 MCT오일 중 한 종류인 코코넛오일은 어떨까? 코코넛오일은 팜유palm oil와 마찬가지로 포화지방이기 때문에 일단 건강에 해로울 것으로 생각할 수도 있다. 하지만 MCT오일에는 독특한 특성이 있다. MCT오일은 소화와 흡수가 아주 빠르게 일어나며, 체내에서 즉시 에너지로 활용될 수 있다. 통상적인 긴사슬지방산Long-Chain Fatty Acid은 소장 내에서 담즙산과 결합한 후 미셀micelle이라는 형태로 소장에서 흡수되지만, MCT오일은 이 과정 없이 소장에서 바로 흡수될 수 있다.

흡수된 MCT는 간에서 아세틸-CoA로 분해되는데, 간세포 내에 포도당이 상대적으로 충분치 않으면 아세틸-CoA는 케톤체로 전환된다. 케톤체가 혈중에 약간 존재하는 상태는 오래 지속된 금식 상태와 비슷한 인체 반응을 끌어내며, 노화와 연관된 여러 가지 대사와 신경학적 변화를 개선하는 효과가 있다고 받아들여진다. 이 때문에, 시간제한 식사와 같은 상황에서의 에너지 공급에 사용될 수 있는 것이다. MIND 식사에서는 MCT오일에 대한 언급은 없지만, 최근에 보고되는 여러 생물학적·의학적 장점을 고려하면 적극적으로 사용해볼 만하다.

코코넛오일과 비슷해 보이지만 팜유에는 MCT오일이 별로 들어있지 않다. 팜유의 주성분인 팔미트산palmitic acid이 생물학적으로는 인슐린 저항성과 염증 반응을 일으킬 수 있다. 팜유는 질감이 부드럽고 향이 없어 가공식품, 화장품 등 동물성 지방을 대체할 수 있는 무수한 곳에서 사용된다. 또한 슈퍼마켓에서 판매되는 과자나 라면 등의 성분표에 자주 등장할 정도로 많이 사용되기도 한다. 사람을 대상으로 한 임상연구상 팜유 섭취가 인슐린 저항성과 연관된다는 증거는 불충분하지만, 대부분의 초가공식품에 팜유가 들어 있는 만큼 웬만하면 자주 접하지 않는 것이 좋다.

1960~1970년대에 지방은 늘 비만의 주범으로 여겨졌고, 이후 수십 년간 '비만을 막기 위해서는 식탁에서 지방을 몰아내야 한다'라는 주장이 주류로 여겨졌다. 하지만 앞서 다룬 탄수화물-인슐린 모델이 대사과학 영역에서 점점 자리잡아가면서 지방은 건강한 식사를 구성하는 하나의 영양학적 축으로 재조명받게 되었다. 나아가 여러 기름의 특성을 개념적으로 이해하고 활용한다면 같은 원재료를 사용하더라도 보다 건강한 식사를 만들 수 있다.

MIND 식사에서 추천하는 올리브오일, 생선 기름, 코코넛오일, MCT오일은 비교적 안전한 편이고, 동물성 포화지방이나 수소화된 식물성 기름(트랜스지방), 씨앗 기름 등은 아무래도 멀리하는 것이 좋다.

물론 모든 지방은 열량이 높고, 아무리 좋은 올리브오일도 지나치게 많이 먹을 경우 체중 증가와 고지혈증 등의 문제를 일으킬 수 있다. 아직 불확실성도 많고 관련 증거들이 계속해서 쌓이는 중이기에, 어떤 선택을 하더라도 한쪽으로 과도하게 쏠리는 것은 유의해야 한다. 특히 지방 공급원이야말로 다양한 선택지가 있는 만큼 우리에게 중용의 자세가 더 필요한 영양소가 아닐까 싶다.

지방, 현명하게 섭취하기 ✏

❶ 지방은 비만의 주범이 아니라 건강한 식사를 구성하는 하나의 영양학적 축이다.

❷ 저속노화 식사법에서는 올리브오일, 생선 기름, 코코넛오일, MCT 오일을 다양하게 활용할 것을 권한다.

단백질 섭취,
이것만 알면 된다

노화 지연과 근육 건강, 두 마리 토끼 잡기

단백질을 잘 먹기 위한 첫번째 단계

탄수화물은 흡수 속도가 특히 중요하고, 지방은 구성 성분의 비율이
나 조성의 특성에 따라 선택할 필요가 있었다면, 단백질은 위장에서
흡수되는 정도와 아미노산의 조성, 일일 섭취 총량과 본인 몸의 대
사적 특성이 만드는 복잡한 함수를 고려해야 한다. 단백질은 스무
가지의 아미노산으로 구성되고, 이중 아홉 가지 필수아미노산(페닐
알라닌, 발린, 트레오닌, 트립토판, 메티오닌, 류신, 이소류신, 라이신, 히스티
딘)은 사람이 체내에서 합성하지 못하므로 음식을 통해 섭취해야 한

다. 이들 필수아미노산은 근육이 성장하는 데 일종의 벽돌처럼 작용하는데, 이 때문에 근육과 신체 건강에 대한 관심이 많아진 최근에는 단백질 보충 음료나 여러 가공식품의 인기가 날이 갈수록 드높아지고 있다.

단백질이 부족하면 근육량이 줄어들 우려가 있고, 면역세포의 기능이 저하되며, 피부나 모발 건강도 위협받을 수 있다. 다행히 현대의 서구화된 식사를 하는 대부분의 성인은 단백질 섭취량이 부족하지 않다. 보건복지부의 '한국인 영양소 섭취 기준(2020년)'에 따르면, 19~64세 성인의 일일 단백질 필요량은 체중 1kg당 0.73g이며, 일일 권장 섭취량은 체중 1kg당 0.91g이다. 50대 남성의 평균 체중이 64.5kg인 점을 고려하면 일일 약 60g의 단백질 섭취가 권장된다. '국민건강영양조사 자료(2013~2017년)'에 따르면, 우리나라 30~49세 성인의 일일 평균 단백질 섭취량은 남성은 약 89g, 여성은 약 63g이다. 즉 대부분의 성인 인구가 충분한 양의 단백질을 섭취하고 있는 만큼, 온 나라가 단백질을 찾아 섭취하려는 지금의 움직임은 그리 적절한 방향은 아니다.

다만 20대 여성은 평균 필요량 미만 섭취자가 30%에 달하는데, 이는 깡마른 몸을 과도하게 추구한 결과로 보이며 이들은 전반적인 영양 개선이 필요한 인구 집단이다. 또한 노년기 인구 집단의 경우 (평균 필요량을 성인기와 다르지 않게 정의하더라도) 평균 필요량 미만을 섭취하고 있는 비율이 매우 높다. 65~74세와 75세 이상에서 평균 필요량 미만 섭취자는 남성은 30.7%, 48.0%, 여성은 35.6%, 60.1%로, 상당수의 노년 인구가 단백질 영양 결핍과 근감소증의 위험에 처해 있다.

결국 자신이 생애주기의 어떤 위치에 놓이며, 또 얼마나 어떻게 먹어야 할지를 현명하게 결정하는 것이 단백질을 잘 먹기 위한 첫번째 단계라고 할 수 있다. 이러한 이해를 통해 MIND 식사 개념을 실천하면서 동시에 노년기의 근감소증과 노쇠를 예방할 수 있는 방법을 지금부터 알아보려고 한다.

근감소증과 노쇠를 예방하는 법

우선 근감소증이 인체의 노화에서 차지하는 중요성을 살펴보자. 사람의 근육량과 근력, 신체 기능은 30대 초반부터 시간이 갈수록 점점 떨어지는데, 근력과 신체 기능의 감소가 어느 정도를 넘어서면 독립적인 일상생활을 수행하기가 어려워져서 누군가의 도움이 필요해진다. 신체 기능의 감소로 활동량이 줄면 이것이 기분과 인지기능에도 악영향을 주는 악순환을 초래하며 낙상으로 골절을 겪을 수도 있다. 이런 악순환의 끝에 신체 기능이 어느 선을 넘어서면 스스로 씻거나 식사를 하는 일도 힘들어지고 결국 요양원, 요양병원에서 여생을 보내게 된다.

나아가 근육량이 줄어들면 우리 몸의 대사 기능에도 악영향을 주어 당뇨병이나 비만, 고지혈증 등 만성질환의 조절이 보다 어려워지고, 더 진행되면 신체 활동과 음식 섭취량이 줄며 변비, 위식도 역류 등 소화기계질환에도 취약해진다. 이런 중요성을 고려해 근육량과 근력, 신체 기능이 건강을 위협할 만큼 줄어드는 현상을 근감소증이라고 하여, 우리나라에서는 2021년부터 질병으로 간주한다.

근감소증의 예방을 위해서는 충분한 단백질 섭취와 양(+)의 영양 균형이 필요하다(그림 7). 우선 자기 몸의 전반적인 에너지 수준(혈당, 아미노산)이 세포가 느끼기에 충분해야 한다. 이와는 별도로 세포 내에 류신 농도가 높아야 한다. 앞서 언급한 필수아미노산에는 가지사슬아미노산으로 불리는 발린, 이소류신, 류신이 있는데, 이중에서

그림 7 엠토르의 근육단백질 생성 속도에 영향을 주는 인자들

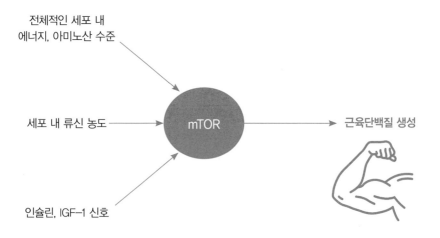

류신만이 여러 경로를 거쳐 엠토르의 활성도에 영향을 준다. 그리고 인슐린과 인슐린유사성장인자-1IGF-1의 신호 그리고 기타 호르몬들의 신호가 충분히 세포로 들어와야 한다.

이 세 가지 조건이 모두 맞아떨어질 때 엠토르는 근육이 단백질을 합성하도록 초록색 신호등을 켜준다. 그런데 나이가 들거나(대략 60대 이상) 인슐린 저항성을 위시한 대사질환이 쌓이거나, 이와 연관된 만성염증을 경험하거나 하면 설령 혈당이나 혈중 아미노산 농도가 꽤 높다 하더라도 실제 세포의 엠토르가 느끼는 에너지 수준이나 호르몬 균형은 근육을 만들 만큼 충분하지 않은 상황이 된다.

동화 저항의 개선 혹은 극복법

이는 당뇨병이 진행되면 혈당이 높아도 세포는 에너지 빈곤 상태에 처하는 것과 비슷한데, 근육과 단백질 연구 분야에서는 이 현상을 '동화 저항anabolic resistance'이라고 한다. '동화'는 작은 벽돌(아미노산)로 집 같은 큰 구조물(근육단백질)을 만드는 과정을 일컫는데, 이 동화 저항 현상이 오면 젊고 건강한 성인과 비교했을 때 같은 양의 근력 운동을 하고 같은 양의 단백질을 먹어도 만들어지는 근육량이 훨씬 적어진다.

이러한 동화 저항 현상을 개선하거나 극복할 수 있는 방법이 있다.

첫번째 방법은 근본적인 인슐린 저항성을 개선하는 것이다. 충분한 수면, 스트레스 관리, 금연, 절주 모두 인슐린 저항성의 개선, 나아가 동화 저항의 개선에 도움이 된다.

두번째 방법은 근력운동을 하는 것이다. 근력운동은 인슐린 저항성을 개선할 뿐 아니라 직접적으로 근육세포 내의 메커니즘을 개선해 근성장을 자극하고 근육을 리모델링 시켜준다.

세번째 방법은 마치 중앙은행이 양적완화를 하는 것과 비슷한데, 필수아미노산, 특히 더 많은 류신을 섭취하여 엠토르에 신호를 주는 것이다.

첫번째와 두번째 방법은 근본적인 구조개혁과 비슷하다고 볼 수 있는데, 이는 당장의 고통이 따르므로 결국 덜 불편한 세번째 방법에 손이 가는 것이 인지상정이다. 하지만 엠토르는 전신의 모든 세포에 있으며, 노화의 가속페달 역할도 하기에, 고단백 섭취는 양날의 검이라고 할 수도 있다. 그러니 필요하지도 않은, 과도하게 많은 양의 단백질을 먹으면 잠재적으로 가속노화를 경험할 위험이 있다.

여기까지 이해했다면, 우리나라의 젊은 세대 사이에서 고단백 열풍이 불고 있는 이유를 유추할 수 있다. 단순당과 정제곡물로 점철된 식사를 하며 대사 균형이 깨지고 인슐린 저항성이 생기며, 앞서 다룬 ET 체형의 악순환을 경험하는 것이다. 대다수의 사람이 권장 단백질 섭취량 이상을 이미 먹고 있음에도 체지방률은 쉽사리 줄지 않고 근육량이 자꾸 빠지는 경험을 한다. 가속노화와 더불어 젊은 나이에서는 생각하기 어려운 동화 저항 현상을 일찍부터 겪고 있는 것이다.

그런데 단순당과 정제곡물을 계속 섭취하면서 근손실이 생기는 것을 더 많은 고기나 더 많은 보충제 섭취를 통해 필수아미노산과 류신을 공급하는 식으로 해소하려 하면 어떻게 될까? 모델 동물의 실험 결과들을 놓고 보면, 인슐린 저항성이 더 악화되고 혈관의 노화도 가속화되며 만성염증도 악화될 우려가 있다.

생애주기가 단백질 섭취의 해답을 좌우한다

단백질 섭취의 해답은 생애주기에 따라 달라진다. 먼저, 60대 이상이 무리한 구조개혁을 시도하면 오히려 체중과 근육이 같이 빠질 수 있다. 여러 나라에서 수행된 임상연구를 통해 대략 체중 1kg당 하루 1.2~1.5g의 단백질(체중이 60kg이라면 하루 72~90g)을 섭취해야 노년기의 근손실 악화를 예방할 수 있다는 합의가 어느 정도 이루어졌다. 이 1.2g/kg/일이라는 기준을 적용해보면, 우리나라 노인 인구 중 거의 3분의 2가 실질적인 단백질 부족 상태일 것으로 예상된다. 하지만 밥 위주의 한식 생활이나 절충된 한국형 MIND 식사를 하더라도, 통상적인 식사에 더해 필수아미노산을 중심으로 일일 20g 정도의 단백질을 보충하면, 어렵지 않게 체중 1kg당 하루 1.2g의 단백질 섭취 목표를 달성할 수 있다.

특히 60대 이상인데 마른 편(체질량지수 $21.5kg/m^2$ 이하)이라면 MIND 식사를 그대로 따라서는 안 되고, 충분히 절충하여 소화가 잘되는 방향으로 식사하는 것이 좋다. 또 붉은 고기를 충분히 섭취하는 것도 필수적으로 권고된다. 체중과 근육이 모두 늘어나도록 전체적인 에너지 섭취 방향을 잡고, 단백질 공급원도 필수아미노산과 류신이 많이 포함된 고기나 유청 단백질을 선택하는 것이 좋다. 식물성 단백질 공급원을 선택한다면 류신 등 근육 성장을 자극할 수 있는 성분이 강화된 보충제 형태를 선택하는 것이 바람직하다. 의학적으로 근감소증이나 신체 노쇠를 진단받은 사람에게는 MIND 식사 시도 자체를 추천하지 않으며, 근육 건강 개선을 위한 개인화된 영양 처방을 권한다.

20대부터 60대 초반까지의 성인 대부분은 다소간은 ET 체형의 악순환을 이미 경험하고 있다. 이 악순환, 가속노화라는 동전의 뒷면과도 같은 동화 저항 현상은 적절한 구조개혁을 통해 원천적인 개선이 가능하다. 재미있는 점은 젊은 시기에 가속노화를 경험한 사람이 오히려 노년기가 되면 노쇠와 근감소증을 더 일찍 겪게 된다는 것이다. 저축하지 않고 돈을 다 써버리면 노년기에 빈곤한 삶을 살아가야 하는 것과 비슷하다. 그렇기 때문에 젊은 시기의 구조개혁은 노화 속도 지연을 통한 건강 수명 연장, 노쇠 및 근감소증 예방, 당장의 동화 저항 개선과 체형 개선이라는 광범위한 혜택을 준다. 그 방법으로 가장 효과적인 지침 중 하나가 바로 MIND 식사다.

식물성 단백질로도 충분하다

MIND 식사에서는 식물성 단백질 섭취를 중시한다. 이 식사법에서 단백질의 기반을 이루는 것은 기본적으로는 통곡물과 콩이다. 이들의 단백질 함량은 〈표 5〉(121쪽)에서 다루었다. 통곡물과 콩을 이용해 밥을 짓는 것만으로도 일일 단백질 필요량 대부분을 채울 수 있다. 여기에 더해 동물성 단백질은 가금류(주 2회 이상), 생선(주 1회 이상), 붉은 고기(주 4회 미만) 순으로 권장한다(45쪽, 〈표 1〉 참고). 통곡물 위주의 복합 탄수화물 섭취를 권장하고, 정제곡물이나 단순당 섭취를 지양하며, 염증을 줄여주는 지방을 섭취하는, 앞 장들에서 살펴본 지침들에 따르면 인슐린 저항성이 줄어들며 이러한 변화만으로도 동화 저항은 개선되기 시작한다.

동화 저항이 개선된다는 의미는 더 적은 단백질 섭취로도 근육량 유지와 근성장이 가능하다는 의미다. 나이는 젊지만 노인과 다를 바 없는 몸으로 하루 1.2g/kg의 단백질이 필요한 상태에서 고기와 보충제를 먹어도 늘 피로하고 쉽게 근육이 빠진다고 느끼던 사람이 하루 0.8g/kg의 단백질을, 그것도 식물성 위주로 먹어도 활력이 유지되고 근육량도 쉽게 느는 체질로 바뀌는 것을 의미한다. 점차 체질이 변해가는 과정에서 식물성 중심인 MIND 식사에 동물성을 살짝 얹은 단백질 구성은 모든 종류의 아미노산을 제공해줄 뿐 아니라 엠토르를 과도하게 자극하지 않아 우리 몸의 노화 속도를 한층 더 늦춰준다.

〈표 5〉(121쪽)에서 렌틸콩의 단백질 함량은 건조중량 100g당 25g 이었다. 닭가슴살과 소고기 안심에는 100g당 단백질이 각각 30g(열량 약 120Kcal), 25g(열량 약 200Kcal) 들어 있다. 계란은 52~60g짜리 대란 하나당 단백질이 6g(열량 약 80Kcal) 들어 있다. 물론 1 대 1 비교는 공평하지 않다. 예를 들어 단백질 25g을 얻을 수 있는 건조중량 100g의 렌틸콩을 삶을 경우 200g 이상으로 불어나기 때문이다. 그럼에도 콩류의 단백질 함량은 상당히 많은 편으로, 앞에서 계산해본 것처럼 통곡물과 함께 섭취했을 때 일일 단백질 요구량을 채우고도 남는다.

| 문제 해결의 두 가지 방법 |

식물성 단백질은 아미노산의 질이 낮고 흡수율이 떨어져서 근육 건강을 유지하는 데 불충분하지 않으냐는 질문을 많이 받는다. 이럴 때 나는 기전적으로는 맞는 이야기지만 실질적으로는 큰 의미가 없다고 답한다. 단백질 총량으로 같은 양을 섭취했을 때, 필수아미노산의 구성 성분을 바탕으로 근육 생성의 효율성을 비교해보면 유청단백질 1.3, 카세인 단백질 1.0, 분리대두단백질 같은 식물성 단백질은 0.7 정도가 된다. 보충제의 가공 단계에서 류신이나 가지사슬아미노산 비율을 조정하면 이 숫자도 물론 바뀔 수는 있지만, 근육 생성 효과만 놓고 본다면 식물성 단백질의 효과가 떨어진다는 이야기는 맞다. 어쨌든 식물성 단백질은 양을 조금 더 늘려 섭취해야 동물성 단백질과 비슷한 효과를 볼 수 있는 셈이다.

이 문제는 첫번째로는 여러 음식을 섞어 먹는 자연스러운 식사로 해결할 수 있다. 아미노산의 패턴은 식자재마다 다르다. 예를 들어 쌀에는 라이신이, 대두나 완두에는 메티오닌이 부족하다. 그래서 쌀과 콩을 섞으면 아미노산의 완결성을 높일 수 있다. 기본적으로 사람이 분리대두단백 셰이크만 먹고 사는 것은 아니기 때문에 이러한 비교는 큰 의미가 없다. 그래서 MIND 식사에서도 통곡물과 콩류, 견과류, 가금류, 생선, 붉은 고기 등 다양한 단백질의 공급원을 언급하고 있는 것이다.

두번째 해결 방안은 식물성 음식의 가공을 통해 단백질 함량을 높이고 흡수를 용이하게 만드는 방법이다. 템페, 청국장, 두부, 유부처럼 콩을 가공한 음식들이 그 사례다.

고기만 먹고 살아야 한다는, 카니보어를 주장하는 사람이라면 반갑지 않을 연구 결과가 있다. 미국에서 약 13만 명의 건강한 성인을 30년에 걸쳐 관찰한 한 연구에서, 동물성 단백질의 섭취량이 많을수록 심혈관계질환 관련 사망의 위험이 증가하고, 반대로 식물성 단백질의 섭취량이 많을수록 전체 사망과 심혈관계질환 사망의 위험이 감소함을 보고했다. 다만 이 관계는 흡연하거나 과음하는 사람, 과체중 또는 비만, 신체 활동 저하 등의 위험 인자가 최소한 한 가지 이상 있는 사람들에게서만 관찰되었다.

위 연구는 가공된 붉은 고기를 식물성 단백질로 교체하면 사망 위험이 0.66배가 되며, 가공되지 않은 붉은 고기를 식물성 단백질로 교체하면 0.88배, 계란을 식물성 단백질로 교체하면 0.81배가 됨을 분석해 보이기도 했다. 유사한 분석 결과가 아직 충분하지는 않지만, 대규모 인구 집단 연구에서 이와 같은 결과가 확인될 정도면 굳이 건강상의 이유로 식물성 단백질을 멀리하고 더 많은 고기를 먹기 위해 애쓸 필요는 없을 것 같다.

| 블루존 장수 식사 |

식물성 단백질을 기반으로 하는 식단은 MIND 식사, 지중해식 식사, 대시 식사를 넘어 다른 장수 식사들에서도 관찰된다. 그중 대중 매체를 통해 가장 잘 알려진 블루존 식사의 개념도 살펴볼 만하다. '블루존'이라는 용어는 2005년 댄 뷰트너Dan Beuttner가 주창한 개념으로, 세계에서 가장 오래, 건강하게 나이드는 것으로 알려진 일군의 지역들을 지칭한다. 이러한 지역에는 사르데냐(이탈리아), 오키나와(일본), 니코야(코스타리카), 이카리아(그리스), 로마린다(미국 캘리포니아) 등이 있다. 물론 이들 지역이 과거에 장수로 유명했다는 것이지, 현대 젊은 사람들의 식습관도 건강하다는 것을 의미하지는 않는다.

블루존 식사는 이 지역들에서 전통적으로 따르는 식습관을 종합한 것으로, 몇 가지 특징이 있다. 우선 소식한다. 그리고 식물 기반의 식사를 하는데 주로 과일, 채소, 곡물, 콩류, 견과류 등이 포함되며 고기나 가공식품은 적게 먹는다. 그래서 단백질 역시 대부분 콩과 견과류, 씨앗에서 얻는다. 당분은 과일이나 자연식품에서 얻는다. 통상적으로 95% 정도의 단백질을 식물에서 얻는 것으로 알려져 있다. 가금류, 생선, 붉은 고기 등이 들어 있는 MIND 식사보다 훨씬 더 채식에 가깝다는 의미다.

단백질은 무조건 다다익선이라고 생각하는 사람이 무척 많다. 기왕이면 흡수가 잘되고 근생성 성능이 높은 동물성이 좋다고 여기는 경향도 있다. 하지만 이는 동화 저항으로 고생하는 60대 이상의 성인에게만 해당하는 말이다. 탄수화물과 마찬가지로 단백질도 사용하기에 따라서 가속노화의 액셀 역할을 할 수 있다는 점을 간과해서는 안 된다.

결론적으로, 단백질은 무조건 많이 섭취할수록 좋다는 세간의 통념은 대부분의 사람에게는 적용되지 않는다. 노화와 관련된 동물실험 결과를 봐도 필요한 만큼의 단백질만 섭취하는 것이 가장 이로워 보인다. 그리고 그 공급원은 이왕이면 식물성이 조금 더 안전하다. 통념과는 정반대인 셈이다. 이 개념을 이해하고 불필요하게 쌓여 있는 우리 몸의 대사적 가속노화와 근육의 동화 저항 현상을 구조적으로 풀어내면, 우리는 노화 지연과 근육 건강의 두 마리 토끼를 잡을 수 있다. 게다가 통장 잔고가 든든해지고 온실가스 배출이 줄어드는 즐거운 부수 효과도 누릴 수 있을 것이다.

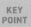

단백질에 대한 오해와 진실 ✏️

❶ 단백질을 많이 먹는다고 무조건 근육이 잘 형성되는 것은 아니며, 오히려 가속노화의 원인이 될 수도 있다. 단백질은 다다익선이 아니다.

❷ MIND 식사는 동물성 단백질보다 식물성 단백질을 기반으로 하며, 이는 다른 장수 식사들과의 공통점이기도 하다. 그러므로 식물성 단백질이 질이 낮고 근육 건강 유지에 충분하지 않다는 고정관념을 버려야 한다.

영양제로는 아무것도 해결할 수 없다

미량영양소를 건강하게 섭취하는 법

채소와 과일 vs 영양제

채소와 과일을 많이 먹으면 건강에 좋다는 이야기는 이제 상식이 되었다. 채소와 과일에서 우리가 노리는 것은 섬유질과 미량영양소(비타민, 미네랄 등을 포함)다. 관찰연구와 무작위 대조 임상연구를 포함하여, 채소와 과일 섭취량이 많을수록 전체 사망이나 심혈관계질환의 발생, 이와 연관된 사망 등이 예방된다는 근거는 굳이 여기서 일일이 열거할 필요도 없을 정도다.

세계보건기구에서 권고하는 하루 채소, 과일 섭취량은 400g이다.

영국 런던대학교 연구팀이 2014년에 발표한 한 관찰연구(관찰 기간 약 8년)에 따르면, 채소와 과일을 하루에 1단위조차 섭취하지 않은 사람들에 비해, 7단위(대략 560g)를 섭취한 사람은 사망률이 33% 낮았고, 암 사망률은 25%, 심혈관계질환에 의한 사망률은 31% 낮았다.

우리나라 질병관리청에서는 하루 500g을 기준으로 매년 전 국민의 채소와 과일 섭취 현황을 조사하고 있는데, 안타깝게도 한국인의 채소, 과일 섭취 습관은 그다지 낙관적이지 않다. 19세 이상 성인 중 채소, 과일 섭취량이 권장량 이상인 비율은 2013년 39.2%에서 2022년 25.0%까지 지속적으로 감소하는 추세다.

기후변화로 채소와 과일의 가격이 천정부지로 오르고 있을 뿐 아니라, 1인 가구가 늘면서 소량의 신선식품을 구입해서 상하기 전에 챙겨 먹기가 갈수록 어려워지는 현실이 그대로 반영된 결과다. 실제 2023년 한국갤럽이 만 19~60세 성인을 대상으로 조사한 바에 따르면 남자, 미혼, 1인 가구, 월평균 200만 원 이하의 가구 소득에 속할수록 채소를 먹지 않거나 한 가지 채소만 섭취하는 경향성이 관찰되기도 했다. 채소류를 먹지 않거나 한 가지만 먹는 이유에 대해서는 '먹기 번거롭고 가격이 비싸다'는 답변이 주를 이루었다.

이런 현상과 완전히 정반대의 현상도 나타난다. 식이보충제(영양제)를 1년에 2주 이상 지속적으로 복용한 성인의 비율이 2013년 44.8%에서 2022년 69.1%까지 급상승한 것이다. 균형 잡힌 식습관

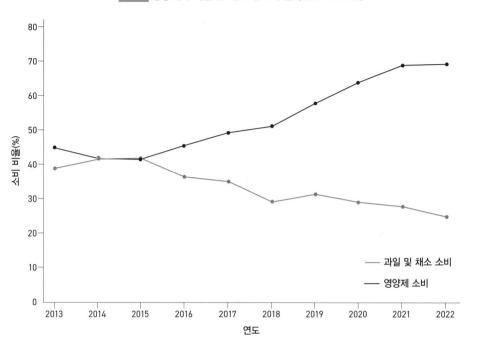

그림 8 영양제와 과일 및 채소의 소비 변화(2013~2022년)

을 지키기가 어렵고 초가공식품에 대한 의존이 늘어나니 이에 대한 부족함을 영양제로 채우려는 현상이다.

이 현상과 관련해 여러 가지 미량영양소를 건강하게 섭취하는 방법에 대해 많은 연구를 발표해온 국립암센터의 명승권 교수는 최근 흥미로운 연구 결과를 발표했다. 20건의 관찰연구를 종합적으로 분석했을 때, 채소나 과일 등의 식품으로 비타민 C를 많이 섭취하는 것은 폐암 발생 위험률이 18% 감소하는 것과 연관성이 있지만, 보충제 섭취로는 유의미한 효과가 관찰되지 않았다. 심지어, 덴마크 코펜하겐대학 연구진이 총 23만 명을 대상으로 68개 무작위 대조 임상연구를 종합 분석한 결과에서는, 오히려 베타카로틴이나 비타민 A, 비타민 E 같은 항산화제를 보충제 형태로 복용하는 것이 사망률을 높일 수 있음을 발표하기도 했다.

| 값비싼 가짜약 |

진료실에 찾아오는 외래 환자들이 커다란 봉지에 담아 오는 갖가지 영양제를 바라보면서 나는 매일 한숨을 쉰다. 비타민, 미네랄은 물론 눈, 관절, 간, 뇌 등 각종 장기에 효능이 있다고 광고하는 건강기능식품들이다. 건강기능식품의 특성상 의학적 효능의 가능성이 떨어지고, 많은 임상연구에서 유의미한 효과가 없음이 입증된 상황임에도 불구하고 값비싼 가짜약placebo에 대한 사람들의 믿음을 꺾는 데에는 상당한 용기와 끈기가 요구된다.

일단 기울어진 운동장에서 이야기를 하는 상황이다. '영양제'를 판매해 이익을 보는 입장에서는 마케팅에 돈을 충분히 쓸 수 있으니 목소리가 더 크게, 더 멀리 전파된다. 반면 아무리 잘 설계된 무작위 대조 임상연구라 하더라도, 그리고 이러한 연구들을 다시 모아 분석한 메타분석meta analysis 연구라 할지라도, 효과가 없다고 주장하는 목소리는 그다지 인기를 끌지 못한다. 무언가를 먹어서 불편을 해결하고자 하는 인간의 심리와 배치되기 때문이다.

영양제를 먹게 하는 네 가지 심리 기제

특정 영양제를 섭취하면 특정 신체 기능이 개선된다고 쉽게 믿어버리는 풍조가 매우 만연하다. 대규모 임상연구에서 여러 차례 효능이 반박된 영양제인 경우도 마찬가지다. 광고와 입소문을 타고 영양제 시장은 끝없이 성장하고 있다.

이 현상의 원인으로 인간의 몇 가지 심리적 기제를 꼽을 수 있다. 첫번째는 바로 주술적 사고다. 역사적으로 인간은 특정 물질을 섭취함으로써 건강상의 이점을 얻을 수 있다는 주술적 사고를 가져왔다. 뇌의 주요 성분을 먹으면 뇌가, 눈의 주요 성분을 먹으면 눈이, 피부의 주요 성분을 먹으면 피부가, 관절의 주요 성분을 먹으면 관절이 건강해질 것이라고 믿는다.

이 믿음에는 두 가지 맹점이 있다. 먼저 소화와 흡수 등 화학적 처리 과정을 거치므로 먹은 것이 원하는 형태의 분자로 남아 있지 않고, 우리가 원하는 곳을 향하지도 않는다. 게다가 이미 해당 영양소의 농도가 해당 장기에 충분하다면(예를 들어 망막에 레티놀 성분이 시력을 떨어뜨릴 만큼 부족한 경우는 거의 없고, 오히려 혈관 건강이나 안구의 안압 등 시력 저하의 근본적인 원인이 달리 존재한다) 특정 성분을 굳이 더 섭취한다 하더라도 효능이 있을 가능성은 없다.

지난 2021년, 미국 연방준비제도이사회FRB, Federal Reserve Board의 행동에서 유사한 사례를 확인할 수 있다. 양극화와 왜곡된 자본시장의 움직임으로 서민의 생활은 좋지 않았고 인플레이션이 스멀스멀 올라오는 상황임에도, 경기가 좋지 않을 때 금리를 낮게 유지하며 유동성을 풍부하게 만들면 경기를 개선할 수 있다는 논리를 그대로 따른 채 계속해서 돈을 풀었다. 당연히 근본적·구조적 차원의 개선은 없으므로 서민의 체감 경기는 나아질 리가 없었고, 과잉 공급된 유동성은 자본시장의 더 극심한 왜곡과 인플레이션을 초래했다.

엄청난 양의 비타민 C(하루 12g 이상을 복용하기도 한다)를 임상적 근거가 없음에도 꾸준히 복용하는 사람을 자주 본다. 비타민 C는 에너지대사에 중요한 역할을 하고, 절대적으로 부족하면 결합조직 형성에 이상이 생긴다. 심할 경우 우리 몸이 안전하게 유지되지 못하고, 온몸에서 피가 나며 사망할 수도 있다.

이렇게 중요한 영양소라면 하루에 얼마나 먹어야 할까? 보건복지부의 권고량은 성인 기준 하루 100mg이다. 성인 기준 일일 최대 섭취량을 세계보건기구에서는 2,000mg, 우리나라 보건복지부에서는 1,000mg으로 제시하고 있다. 이 이상을 섭취하면 어떻게 될까? 대사 과정을 통해 수산화이온으로 변환된 비타민 C는 칼슘 등 금속이온과 결합해 신장을 포함한 비뇨기계와 담도계에 결석을 만들 수 있다. 이런 명백한 위험성에도 불구하고 비타민 C 메가도스 요법의 인기는 끊이지 않는다.

여기서 중요하게 작용하는 두번째 심리 기제는 일화적 증거에 따른 마케팅 기법이다. 사람은 숫자보다 스토리에 더 쉽게 반응한다.

개인의 성공 사례나 체험담은 과학적 데이터보다 사람들에게 더 큰 영향을 미치며, 가운을 걸치고 홈쇼핑이나 유튜브에 나와 이야기하는 속칭 '전문가'들은(임상의학이나 임상연구에 대한 이해도가 없거나, 있더라도 왜곡해서 전달하는 이가 많다) 한두 명의 극단적인 성공 사례를 바탕으로 효과를 침소봉대한다.

임상연구에서는 이렇게 일화적 성공 사례만으로 유용성을 판단할 수 없다. 관찰연구, 나아가 대규모 인구 집단에서의 무작위 대조군 중재연구를 통해 엄밀하게 효과를 분석하며, 이런 연구들을 다시 모으고 모아 연구 간의 차이마저도 보정한 메타분석 연구, 그리고 기존의 여러 리뷰들을 모아 다시 리뷰하는 '우산 리뷰umbrella review' 연구가 모두 이루어지고 있다. 이렇게 다층적인 연구를 수십 년에 걸쳐 수행한 후 효과가 없거나 해가 될 수 있는 가능성을 제시해도, 사람의 심리는 한 사람의 성공 사례에 더 현혹되기 쉽다.

세번째 심리 기제는 '플라세보', 가짜약 효과다. "그 약 정말 용하더라" "그거 엄청 좋다던데"라고 말하는 사람이 주변에 꼭 있다. 이 강력한 가짜약 효과는 약이 비싸고 구하기 어려울수록 더 커진다. 관절 통증과 같은 주관적인 평가 지표로 임상연구를 하는 경우, 가짜약과 진짜약을 두 그룹으로 나누어 투여하면 가짜약을 받은 그룹에서도 통증이 좋아지는 경우가 있다. 건강기능식품으로 판매되는 영양제 대부분의 일일 섭취량을 사람이 복용했을 때 명확하게 생물학적 효과나 의학적 효능이 나타난다면 사실상 이는 매우 곤란한 일이다. 그렇다면 반대급부의 부작용이 반드시 따르게 되므로 전문의 약품으로 분류되어야 하기 때문이다. 대규모 임상연구에서 뚜렷한 효과가 없고, 생물학적 기전을 보더라도 그 효과가 미미할 것이 예상되며, 부작용도 별로 없는 이러한 영양제를 섭취하고 나서 효과가 있다고 이야기하는 사람들은 그저 가짜약 효과를 누리는 것이다.

네번째, 사람들에게는 통제에 대한 욕구가 있다. 영양제를 섭취하는 행위는 개인에게 건강을 통제할 수 있다는 만족감을 준다. 건강 결과를 통제하기 어려운 상황에서 보충제는 손쉽게 건강을 실천할 수 있는 해결책으로 다가온다. 이는 보충제가 실제로 효과가 없더라도 계속해서 이를 소비하게 만드는 심리적 동기를 제공한다.

영양제에 대한 과학적·의학적 결론

앞서 살펴본 다양한 요소가 결합되면서, 영양제는 과학적 증거가 부족함에도 불구하고 꾸준히 소비되고 있다. 건강 문제에 대해 결정을 내릴 때는 일화나 마케팅보다는 엄밀하게 설계된 과학적 연구 결과를 참고하는 것이 낫다. 그렇다면 지금까지의 관찰연구, 중재연구를 종합해 내린 결론은 무엇일까?

• 충분한 양의 채소와 과일을 섭취하는 것은 모든 면에서 좋다.

- 관찰연구에 따르면 과일에 의한 당분 섭취량은 광범위한 관점에서 건강 상 도움이 되지만, 가공식품에 의한 당분 섭취는 건강에 해롭다.
- 채소, 과일을 통해 섭취하는 비타민 등 미량영양소는 건강에 이롭다.
- 반면 같은 미량영양소를 영양제 형태로 먹는 것은 도움이 되지 않는다.

또 한 가지 반드시 기억해야 하는 중요한 사실이 있다. 사람들이 영양제를 구입할 때는 눈, 뇌, 관절…… 이렇게 장기별로 효과를 얻기를 기대하지만, 사실 우리 몸의 노화는 전반적으로 비슷한 속도로 진행된다는 점이다. 예를 들어 눈 영양제로 흔히 복용하는 루테인과 지아잔틴은 대부분의 일반인에게 노화 연관 황반변성의 진행을 예방하는 효과가 없다는 것이 4천여 명을 대상으로 한 6년간의 무작위 대조 임상연구AREDS2, Age-Related Eye Disease Study 2를 통해 확인되었다.

그렇다면 망막질환의 진행을 막는 실질적인 방법은 무엇일까? 식사, 흡연 등 생활습관 요인과 노화 연관 황반변성의 위험을 분석한 아이리스크 컨소시엄EYE-RISK consortium에서, 좋지 않은 생활습관이 황반변성의 위험성을 두 배 이상 증가시킨다는 연구를 발표했다. 저속 노화 식사를 하고, 충분한 운동을 하고, 술·담배를 자제하는 등의 전반적인 생활습관 개선은 몸의 노화 시계를 큰 폭으로 느리게 만드는 동시에 뇌의 노화 속도도 늦춘다. 게다가 망막의 건강에도 도움이 된다. 이런 전면적인 변화는 수명으로 보면 수십 년 단위, 노화 속도로 보면 20~30% 감속이라는 거대한 규모의 효과를 발휘한다. 자기를 돌보는 '저속노화 생활습관'이라는 효과가 입증된 명확한 방법이 있는데도 효과조차 의심되는 영양제에 매달 큰돈을 지출하는 것은 어리석은 일이다.

평소 나는 영양제 살 돈으로 운동을 배우라는 이야기를 자주 한다. 마찬가지로 값비싼 영양제를 사 먹을 돈으로 신선한 채소와 과일을 구입해 먹는 편이 훨씬 남는 장사다. 단순히 미량영양소의 숫자만으로 설명할 수 없는 장점들이 많다. 채소와 과일의 섬유질은 함께 섭취한 음식이 더 천천히 흡수되도록 도와 혈당 변동성을 감소시켜줄 뿐 아니라 포만감을 오래 유지해준다. 풍부한 섬유질의 섭취는 배변 기능을 향상시키고, 장내세균총을 건강하게 만들어주며, 대장암의 발생을 예방해준다. 당연하게도 이런 효과들을 온전히 누리기 위해서는 즙을 내거나 주스 형태로 만들기보다는 채소와 과일을 그대로 씹어 먹는 것이 좋다. 주스를 만들면 아까운 섬유질 부분은 다 날리고 그저 액체 형태로 과당을 섭취하는 격이기 때문이다.

먹어야 하는 사람은 따로 있다

그렇다면 어떤 사람이 영양제를 챙겨 먹어야 할까? 첫번째는 의학적인 적응증이 명확한 경우다. 철 결핍에 의한 빈혈이 있다면 철분이,

엽산 결핍에 의한 빈혈이 있다면 엽산이 필요하다. 임신을 준비할 때도 철분과 엽산이 필수다. 위 절제 수술을 받았거나, 메트포르민 성분의 당뇨약을 장기간 복용한 사람, 철저한 비건 식단을 지키는 사람은 비타민 B12를 보충하는 것이 좋다. 골감소증이나 골다공증, 근감소증을 경험하거나 임상적으로 의미가 있는 비타민 D 결핍증인 경우에도 별도 보충이 필요하다.

두번째는 체중 감량을 위해 상당한 식이 제한을 진행하는 경우다. 세번째는 노년기에 접어들어 식사량이 많이 줄고 씹는 힘도 많이 떨어져 균형 잡힌 식사가 어려워진 경우다. 2023년 대한노인병학회 소속 의사들을 대상으로 설문조사를 했을 때, 이 경우 멀티비타민(종합비타민) 하나를 섭취하는 정도면 된다는 의견이 지배적이었다. 절대적인 칼로리 섭취량이 부족한 상황이라면 액상으로 다량영양소와 미량영양소를 혼합해놓은 영양 보조 음료(균형 영양식)를 섭취하는 것도 방법이다.

반드시 신선한 생채소와 과일만을 고집한다면 채소, 과일의 목표 섭취량을 매일 달성하기란 쉬운 일은 아닐 것이다. 한식에 흔히 포함되는 나물, 김치 등 보관성이 보완된 반찬을 섭취하는 것도 대안이 될 수 있다. 값이 저렴하고 장기간 보관이 용이한 냉동 채소나 냉동 블루베리 같은 선택지도 생각해볼 수 있다.

조금 색다른 방법도 있다. 내가 이 책에서 제시하고 있는 저속노화 식단에서 칼로리와 단백질 섭취의 골자가 되는 것은 통곡물과 콩이다. 통곡물과 콩을 많이 섭취하면 일정 부분은 채소를 섭취하는 것과 비슷한 효과를 얻을 수 있다. 통곡물, 특히 잡곡의 겨 성분에 포함된 여러 물질과 섬유질은 탄수화물 소화 속도를 느리게 만든다. 콩에 포함된 식이섬유 역시 동일한 효과를 낸다. 특히 콩에는 비타민 B군 등 비타민과 철분, 칼슘, 마그네슘, 칼륨을 포함한 미네랄이 풍부하게 함유되어 있다. 콩은 단백질이 많다는 점에서는 고기와 특성이 비슷하고 식이섬유와 미량원소의 관점에서는 채소와 유사하기도 하다. 이런 특징 덕에 콩은 '완전식품'으로 불리기도 한다.

이 책의 5부에서 소개할 저속노화 식단의 레시피는 이처럼 지금 우리나라에서 구하기 쉬운 음식들로 구성함으로써 쉽게 실천할 수 있고 여러 영양소를 동시에 챙길 수 있는 방법을 제시한다.

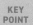

영양제, 정말 좋을까? ✏️

❶ '건강기능식품'이라고 표기된 영양제(보충제)는 임상적으로는 효과가 거의 없는 것에 가깝다. 만약 눈에 보이는 효과가 나타난다면 이미 '전문의약품'으로 분류되었을 것이다.

❷ 영양제 살 돈으로 운동을 배우거나 신선한 채소나 과일을 사 먹는 것이 훨씬 효과적인 소비다.

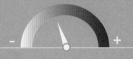

Part 4

저속노화 식사법
완전 정복

사람들이 가장 궁금해한 Q&A 30

4부에서는 그동안 SNS에서 '저속노화 식사'에 대한 질문들 중 가장 자주 받거나 유용한 질문 30개를 엄선해 답변한다. 엄격하게 식단 원칙을 고수하는 사람이 있는가 하면, 너무 어려운 일이라 생각해 지레 겁부터 내는 사람들도 있다. '녹즙은 건강에 좋을까?' '렌틸콩, 귀리, 현미, 백미의 비율을 4:2:2:2로 지켜야 할까' 등, 저속노화 식사뿐만 아니라 건강식에 관한 오해들을 바로잡아준다.

저속노화 밥

Q1: 저속노화 밥은 많은 양을 먹어도 문제가 없나요?

렌틸콩, 귀리, 현미는 섬유질이 풍부하여 소화기 건강에 도움이 되고 포만감을 오래 유지하게 합니다. 하지만 갑자기 너무 많은 섬유질을 섭취하면 소화불량을 초래할 수 있습니다. 소화가 잘 안 된다면 곡물의 배합 비율을 개인에 맞추어 조정하는 것이 좋습니다. 또한, 많은 양의 밥을 섭취하면 열량 섭취가 과도해질 수 있습니다. 체중 관리를 위해 하루 총 열량 섭취량을 고려해야 합니다.

Q2: 채소, 고기를 전혀 먹지 않고 하루 세끼 저속노화 밥만 먹어도 되나요? 음식에 잘 안 질리는 사람입니다.

저속노화 밥을 주식으로 삼는 것은 건강에 도움이 될 수 있지만, 채소와 고기를 전혀 먹지 않는 것은 균형 잡힌 영양 섭취를 위해 권장되지 않습니다. 다양한 영양소를 섭취하기 위해서는 여러 식품군을 식단에 포함하는 것이 중요합니다.

Q3: 위가 약해서 저속노화 밥을 먹지 못하고 있습니다. 소화기계가 좋지 않은 사람은 저속노화 밥을 먹지 않는 게 좋다고 하셨는데요, 그런 사람들이 그나마 건강하게 먹는 방법이 있을까요? 위가 약한데 당뇨가 있는 사람도 있잖아요.

현미, 귀리 등은 섬유질이 많지만 소화가 어렵다면 흰쌀밥이나 찹쌀과 같은 부드러운 곡물을 선택하는 것도 좋습니다. 임상적 증거는 아직 충분치 않지만 근력, 근육량이 늘고 전반적인 건강 상태가 좋아지면 섬유질을 소화할 수 있는 힘이 생기는 경우도 많습니다. 당뇨병이 있는데 잡곡을 소화하지 못할 정도라면, 적절한 당뇨병용제를 사용하면서 혈당을 조절하며 흰쌀밥을 드시는 것을 추천합니다.

빵

Q4: 제대로 된 호밀빵은 구하기도 쉽지 않고 너무 비싸요. 선생님은 주로 어떻게 사서 드시나요?

오프라인에서라면 약간 발품을 팔아 러시아 식료품점을 활용하는 방법이 있습니다. 러시아식 호밀빵이 비교적 저렴한 편이며, 호밀 함량도 높은 편이기 때문입니다. 검색 엔진에서 '러시아 식료품점'을 검색해 온라인으로 주문하는 것도 가능합니다.

건강에 좋다고 알려진 음료들

Q5: 녹즙이 간이나 신장에 좋지 않다고 하셨는데, 그나마 건강하게 녹즙을 마시는 방법이 있을까요?

녹즙이 간이나 신장에 부정적인 영향을 미치는 이유는 특정 영양소나 독소(식물 알칼로이드 성분)가 몸에 과다 축적될 수 있기 때문입니다. 그러나 적절히 섭취하면 녹즙의 장점을 건강하게 누릴 수 있습니다. 드실 때 하루 최대 한 컵(200ml)을 넘기지 않는 것이 비교적 안전합니다. 이 정도면 채소 250g 정도이므로 하루 전체 채소 섭취 권장량의 절반 정도이니, 식물성 알칼로이드로 간독성이 생길 위험은 줄어듭니다.

한 가지 식물의 영양소나 식물성 알칼로이드를 대량 섭취하는 것을 피하기 위해서는 녹즙을 만들 때 다양한 채소나 과일을 균형 있게 사용하는 편이 좋습니다. 그렇더라도 녹즙을 만들어서 먹기보다는 그 채소와 과일을 통째로 먹는 것이 더 좋습니다.

Q6: 녹즙이나 주스가 몸에 좋지 않다고 하셨는데, 두유도 콩을 간 거잖아요. 두유는 괜찮나요?

두유는 적절히 섭취할 경우 건강에 유익한 음료입니다. 식물성 알칼로이드가 농축되는 녹즙이나 과당이 농축된 주스와는 달리, 두유는 단백질과 여러 필수영양소를 공급할 수 있습니다. 특히 당분이 첨가되지 않은 두유는 급격한 혈당 변동을 초래하지 않습니다. 또 칼슘, 비타민 D, 비타민 B12 등여러 영양소가 강화된 두유 제품이 많아 특히 채식주의자에게 유용합니다. 다만 두유를 고를 때 설탕이나 인공첨가물이 많이 들어간 제품은 피하는 것이 좋습니다.

Q7: 렌틸콩을 갈아서 마셔도 되나요?

렌틸콩을 갈아서 만든 음료, 즉 렌틸콩 두유는 당연히 존재하며, 직접 만드실 수도 있습니다.

Q8: 미숫가루도 몸에 해롭나요?

여러 곡물과 콩을 갈아 만든 미숫가루는 구성 성분이 무엇인가에 따라 건강에 유익할 수도, 그렇지 않을 수도 있습니다. 당이 들어 있지 않으며 주성분이 콩가루라면 혈당 변동성을 일으킬 가능성은 낮습니다. 다만 시중에서 판매되는 미숫가루 제품에는 대부분 맛을 위해 설탕을 비롯한 당분이 상당히 많이 첨가되어 있어, 시판 제품을 구매해 먹는다면 결과적으로 단순당을 액체 형태로 섭취하는 격입니다.

Q9: 마녀수프는 건강에 이롭지요?

마녀수프는 주로 양파, 셀러리, 토마토, 양배추 등의 채소를 끓여 만든 수프로, 실질적으로 열량이 매우 낮아 체중 감량을 목적으로 섭취하는 경우가 많습니다. 식이섬유가 풍부하여 포만감을 주면서도 열량이 낮고 비타민, 미네랄 등 미량영양소가 풍부하여 다이어트에 도움이 될 수 있습니다. 하지만 탄수화물, 단백질, 지방 등 다량영양소가 부족하기 때문에 장기간 주식으로 사용하는 경우 영양 결핍이 생길 수 있습니다. 지방과 근육이 모두 빠지는 일종의 이화적catabolic 식사라고 볼 수 있습니다. 그 자체로는 건강한 식사가 될 수 있지만, 사용하기에 따라서 해로울 수 있는 것입니다.

Q10 : 해독주스 같은 것도 나쁜가요?

해독주스는 주로 당근, 사과, 비트, 시금치 등의 채소와 과일
을 갈아 만든 주스인데, 몸의 '독소'가 무엇인지 의학적으로
는 명확지 않아서 실제로 '해독' 효과가 있다는 증거는 없습
니다. 당근, 사과, 비트 등은 모두 건강한 식재료이며 통째로
섭취하면 특히 유익합니다. 하지만 이를 주스 형태로 즙을
내면 식이섬유가 제거되며 좀더 급격한 혈당 변동성을 초래
할 수 있기 때문에 개인적으로는 추천하지 않습니다.

커피, 술, 탄산음료

Q11 : 하루에 커피 넉 잔까지는 건강에 이롭다고 하셨잖아요. 라떼도 해당하나요?

커피 섭취와 건강에 대한 연구는 주로 블랙커피를 기준으로 한 것이 많습니다. 하지만 라떼와 같은 커피 음료도 적당량 섭취하면 비슷한 건강상의 이점을 누릴 수 있습니다. 다만, 라떼에는 우유가 기본적으로 들어가고 흔히 설탕이 추가되기 때문에 문제가 될 수 있습니다. 사실 우유는 단백질, 칼슘, 비타민 B12의 훌륭한 공급원이지만, 우유의 유당에 설탕이 더해지면 당분 함량이 상당히 높아질 수 있습니다.

만약 라떼를 드신다면 시럽이나 설탕을 추가하지 마세요. 라떼에도 한 잔 기준 통상적으로 100mg 정도의 카페인이 들어 있어, 여러 관찰연구 결과를 종합한다면 하루 최대 넉 잔까지 섭취하는 것이 좋겠습니다. 물론 평소 수면이나 불안, 긴장에 영향을 준다면 양을 줄여야겠지요.

Q12: 사회생활을 하면서 어쩔 수 없이 술을 마실 때가 있습니다. 주종별로 일주일에 몇 잔 정도는 괜찮다는 지침을 주실 수 있나요?

과거 소량의 술은 건강에 도움이 될 수 있다는 연구 결과들이 있었지만, 최신 통계 기법으로 개인의 유전자 특성을 보정한 연구를 포함하여 현재 학계와 세계보건기구 등에서는 소량의 음주도 건강에는 해롭다는 판단을 내렸습니다. 그럼에도 불구하고 사회생활을 위해, 혹은 가족들이나 지인들과 즐거운 시간을 보내기 위해 술을 마셔야 할 때가 있습니다.

미국 국립보건원 알코올남용중독연구소에서는 알코올 14g을 1표준잔으로 정의하고, 세계보건기구에서는 알코올 10g을, 우리나라 보건복지부는 7g을 1표준잔으로 보고 있습니다. 알코올 14g이 1표준잔이라면, 이는 알코올 함량 4.5%짜리 맥주 한 병(350ml), 6% 함량의 막걸리 한 사발(300ml), 12% 함량의 와인 한 잔(150ml), 소주 약 두 잔 (90ml), 양주 약 한 잔 반(45ml) 정도에 해당합니다.

미국 국립보건원 알코올남용중독연구소에서는 1표준잔 기준으로 남성은 매주 열네 잔, 여성은 매주 일곱 잔 정도까지의 '음주 예산'을 저위험 음주량으로 간주하고 있습니다. 세계보건기구가 정의한 고위험 음주는 1표준잔 10g 기준, 한 번에 남성 일곱 잔 이상, 여성 다섯 잔 이상을 섭취하는 것을 의미하며, 가능하다면 남성은 넉 잔, 여성은 두 잔 이하 섭취를 권고합니다.

Q13 : 도수가 낮은 하이볼은 괜찮지 않나요?

하이볼은 위스키를 탄산수와 섞어 마시는 칵테일로, 상대적으로 칼로리가 낮고 알코올 농도가 높지 않아 천천히, 소량을 섭취하면 알코올 섭취량을 조금이라도 줄이는 데 도움이 될수 있습니다. 그러나 탄산수가 제공하는 청량감(도파민과 엔도르핀을 의미) 때문에 오히려 술을 더 즐기는 계기가 될 수도있습니다. 또한 무가당 탄산수로 하이볼을 만든다면 술을 물에 타 마시는 것과 별 차이가 없겠지만, 대부분의 하이볼에는 설탕, 시럽 등 당분이 많이 들어갑니다. 액상과당이 함유된 하이볼을 드신다면 액상과당과 알코올이 지방간 악화에시너지효과를 낼 수 있습니다. 따라서 하이볼을 마실 때는알코올의 양과 단순당의 함량을 고려하는 것이 좋겠습니다.

Q14 : 술 마신 후 효과적으로 해독하는 방법이 궁금합니다.

과음 후에는 알코올 분해 중간 산물인 아세트알데히드의 독
성으로 인해 전신 염증이 생기고 혈관은 이완되므로 온몸이
붓게 됩니다. 하지만 실제 혈관 내의 체액은 부족한 약간의
탈수 상태가 되기에, 부은 몸에는 역설적으로 충분한 수분
과 전해질 보충이 필요해집니다.

숙취 해소 보조제나 꿀물 등이 알코올 및 아세트알데히
드 분해 속도를 빠르게 만들 수 있다는 증거는 불충분합니
다. 무엇보다 충분한 수면을 취하는 것이 좋습니다. 그리고
가벼운 운동(산책, 스트레칭 등)은 아세트알데히드 분해를 다
소 촉진할 수 있습니다. 신체 활동을 하면 아세트알데이드가
아세트산(식초)으로 바뀌며, 이것이 운동을 위한 에너지로
사용되기 때문입니다. 그렇더라도 무리하거나 과도한 운동은
좋지 않습니다.

숙취는 결국 알코올 섭취량(과음)의 문제입니다. 사실, 스트레스를 풀기 위해 과음하는 경우가 많은데, 과음은 수면의 구조를 무너뜨려 잠을 자도 몸과 뇌가 회복되지 않는 나쁜 결과를 만듭니다. 게다가 과음은 몸속의 스트레스 호르몬 수치를 즉각적으로 증가시키기까지 합니다. 술을 마시고 잠을 잔 다음날에도 숙취가 있다는 건 이미 고위험 음주를 했음을 의미합니다. 당연히 예방이 우선이겠지요. 앞서 말씀드린 안전한 범위에서의 음주 습관을 따르시는 것이 가장 좋겠습니다.

Q15: 탄산수를 마시면 위장 운동을 촉진한다고 하는데요. 혹시 탄산수를 마시면 소화가 빨라져 혈당도 빠르게 오르나요?

이와 같은 생리학적 연구는 대규모 인구 집단에서 수행하기 어려워 소규모로 실시한 실험적 연구가 많습니다. 탄산수 섭취가 위 배출 속도를 빠르게 한다는 연구, 영향이 없다는 연구, 느리게 한다는 연구가 섞여 있지만, 위장 운동에 생리학적으로 큰 영향은 없으리라는 게 연구자 대부분의 의견입니다. 즉 탄산수는 혈당 상승에 영향이 없을 가능성이 높습니다.

혈당은 탄산 유무보다는 섭취한 음식의 성분 자체에 더욱 영향을 받습니다. 다만 많은 탄산음료에는 당분이 포함되어 있고, 이는 혈당 관리에 좋지 않습니다. 건강을 위해서는 설탕이 많이 포함된 탄산음료 섭취를 자제하고, 물이나 순수한 탄산수를 선택하는 것이 좋습니다.

곡류와 콩류

Q16: 롤드 오트가 혈당을 높인다는데 사실인가요?

롤드 오트rolled oats, 즉 귀리는 혈당 지수가 낮은 식품에 속합니다. 귀리는 특히 수용성 섬유질인 베타글루칸이 풍부하여 소화 속도를 늦추고, 혈당의 급격한 상승을 막아줍니다. 하지만 귀리를 잘게 가공하거나(인스턴트 오트밀), 갈거나, 갈아서 액체로 만들어(귀리우유) 먹으면 혈당이 훨씬 빠르게 오를 수 있습니다. 현미를 통째로 섭취하면 혈당이 느리게 오르지만, 겨를 벗겨낸 후 흰쌀밥을 만들거나 갈아서 뭉쳐(떡) 먹으면 매우 급격하게 혈당이 오르는 것과 같다고 생각하시면 됩니다.

결론적으로, 귀리를 섭취할 때는 가공도가 낮은 형태를 선택하고 채소, 단백질, 건강한 지방을 함께 섭취하여 혈당 변동을 최소화하는 것이 좋습니다.

Q17: 콩에 여성호르몬이 많이 함유되어 있다는데, 먹어도 괜찮을까요?

이 책의 2부에도 나오는 것처럼, 대규모 인구 집단을 대상으로 한 관찰연구에서 콩 섭취가 심혈관계질환 예방, 암 예방, 사망률 감소와 연관되어 전반적으로 건강에 도움이 된다는 것은 충분히 알려져 있습니다. 부정론자들의 예상과는 달리, 일부 연구에서는 콩 섭취가 성호르몬과 연관된 특정 유형의 암, 특히 유방암과 전립선암의 위험을 줄이는 데 도움이 될 수 있다고 제시합니다. 그럼에도 불구하고 식물성 에스트로겐(이소플라본)이 특히 대두에 함유되어 있다는 우려로 콩을 먹으면 안 된다는 주장이 꽤 알려져 있습니다.

두유, 발효콩 식품, 두부 등의 형태로 가공하면 대두의 이소플라본이 많이 줄어듭니다. 대두에는 100g당 90~120mg의 이소플라본이 들어 있는데 된장, 두부로 가공하면 4분의

1에서 5분의 1로 줄어듭니다. 두유에는 100ml당 5~10mg 정도의 이소플라본이 함유되어 있습니다. 참고로 대두를 많이 사용하는 일본의 전통 식단(오키나와 장수 식단 포함)은 하루 30~50mg 정도의 이소플라본을 섭취하게 한다고 합니다.

또 콩도 콩 나름입니다. 렌틸콩, 병아리콩, 검정콩, 강낭콩, 완두콩 등 대부분의 다른 콩들에는 이소플라본이 100g당 1mg 이하로 함유되어 있습니다. 대두 이외의 콩을 드실 때 이소플라본 걱정은 하지 않으셔도 되겠습니다.

Q18: 수입산 대두는 GMO가 많다는데, 괜찮은가요?

GMO 대두의 안전성은 논쟁의 대상이 되어왔습니다. 많은 과
학 연구와 주요 보건 기구(미국 식품의약국, 세계보건기구, 유럽 식
품안전청 등)는 현재까지 승인된 GMO 작물이 일반 작물만큼
안전하다고 판단하고 있습니다. 또한 GMO 대두와 비-GMO
대두 사이의 영양 성분에는 큰 차이가 없고, 단백질, 이소플라
본, 비타민, 미네랄을 비슷한 수준으로 포함합니다.

GMO 대두의 단백질은 비-GMO 대두의 단백질과 성질
이 달라서 위장관의 과민반응을 일으키거나 알레르기 반응
을 유발할 가능성에 대해 우려하는 사람들도 있습니다. 하지
만 소화 및 흡수 과정에서 단백질이 아미노산 단위로 쪼개
지므로 기전적으로 과민 반응을 유발하기가 쉽지 않으며, 현
재까지 GMO 대두가 알레르기 반응을 증가시킨다는 증거는
충분하지 않습니다.

단백질

Q19: 동물성 단백질을 섭취할 때 그나마 괜찮은 음식이 뭐가 있을까요? 계란, 닭고기, 생선 정도는 괜찮을 거 같은데 한편으로는 생선은 해양오염이 심각하다는 말이 있어서 걱정됩니다.

가격, 건강상의 영향, 환경에 대한 영향을 종합적으로 고려하여 식재료를 선택하면 됩니다. 소, 돼지고기 등 붉은 고기나 이를 가공한 식품(소시지, 베이컨 등)에 비해 계란, 닭고기, 생선은 보다 건강한 단백질 공급원으로 간주되고 있습니다. 한편 생선은 탄소 발자국 자체는 닭고기 정도로 그다지 높지 않은 편이지만, 대량 포획에 의한 해양 생태계 파괴, 저인망식 어획에 의한 해저의 사막화, 그물 폐기물 등에 의한 해양오염 등이 문제가 될 수 있습니다.

일반적으로, 같은 양의 단백질을 섭취한다고 할 때 콩류의 탄소 배출이 1 정도 된다고 가정하면, 우유는 3, 닭고기와 생선은 6, 돼지고기는 12, 소고기는 30 정도입니다. 물론 사육 과정에서 가축을 어떻게 먹이느냐(목초지 방목과 옥수수 사료 급여의 차이), 얼마나 심하게 마블링이 생기도록 비육하느냐에 따라 같은 소고기라도 탄소 배출량이 큰 폭으로 달라질 수 있습니다. 예를 들어, 마블링이 적은 소고기 1kg의 탄소 배출량은 약 14kg CO_2e(온실가스 배출량을 등가의 이산화탄소량으로 환산한 값)인 반면, 마블링이 많은 소고기 1kg의 탄소 배출량은 최대 33kg CO_2e에 이를 수 있습니다. 마블링이 많은 소고기를 생산하기 위해서는 소에게 고영양 사료를 더 오랜 기간 동안 급여해야 하고, 이렇게 소의 사육 기간이 길어질수록 메탄 배출량도 증가합니다.

과채류

Q20 : 요즘 채솟값이 너무 비싸요. 싸게 먹을 수 있는 채소를 추
천해주세요.

채소는 조금씩 사려면 특히 더 비싸고, 많이 사면 보관이 어
렵지요. 일반적으로 가격이 저렴하면서 영양가가 높은 채소
들을 소개해드리겠습니다. 양배추, 당근, 양파, 무 등은 비교
적 우리나라에서 저렴하게 구할 수 있으며 보관이 용이한 채
소들입니다. 제철 채소를 구매하면 가격이 더 저렴합니다. 예
를 들어 겨울철에는 배추와 무가 저렴하고, 여름철에는 상추
와 오이가 저렴합니다. 1인 가구가 채소를 충분히 섭취하기
위한 방법으로 냉동 채소의 이용도 생각해볼 수 있습니다.
생채소보다 저렴하고 영양소가 잘 보존되어 있습니다.

Q21 : 냉동 블루베리를 드신다고 하셨는데, 냉동 상태에서는 비타민 C 등의 영양소가 파괴되지 않나요?

냉동 블루베리는 신선한 상태에서 급속 냉동되기 때문에 영양소가 상당 부분 보존됩니다. 비타민 C를 비롯한 대부분의 영양소는 냉동 과정에서 크게 손실되지 않습니다. 연구에 따르면 냉동 과일과 채소는 신선한 상태일 때와 비교해 비타민과 미네랄 함량이 거의 동일하거나 경우에 따라서는 더 높을 수도 있습니다. 수확 후 빠르게 냉동이 진행되기 때문에 영양소 손실을 최소화할 수 있기 때문입니다.

비타민 C는 열과 빛에 민감하지만, 냉동 상태에서는 안정적입니다. 따라서 냉동 블루베리는 비타민 C 등 중요한 영양소를 보존하면서 오랫동안 섭취 가능한 좋은 식품입니다. 장기간 냉동 보관해도 영양소 손실은 미미하며, 생블루베리와 큰 차이 없이 건강에 유익한 성분을 충분히 섭취할 수 있습니다.

오일, 대체당

Q22 : MCT오일의 순도가 꼭 99.9%가 아니라도 괜찮나요?

MCT오일의 순도가 반드시 99.9%여야 하는 것은 아닙니다. 중요한 것은 순도보다는 어떤 종류의 중쇄지방산이 포함되어 있는지와 전반적인 품질입니다. MCT오일은 일반적으로 카프릴산C_8, 카프르산C_{10}, 그리고 일부 제품에서는 라우르산 C_{12}으로 구성됩니다. 이중 에너지원으로 빠르게 전환되는 카프릴산의 비율이 높은 것이 좋습니다. 시중에서 판매되는 MCT오일은 대부분 이러한 조건을 충족합니다.

Q23: 설탕 대신 대체당을 요리에 사용하면 괜찮은가요? 대체당
도 여러 종류가 있잖아요. 또 당알코올은 나쁘다고 하던데
정말 그런가요?

대체당은 종류가 매우 다양합니다. 당알코올(에리트리톨, 자일
리톨, 말티톨, 소르비톨 등)은 칼로리가 낮고 일반적으로 적은
양에서는 안전하지만, 많은 양을 섭취하면 소화기계 문제를
일으킬 수 있습니다. 특히 말티톨과 소르비톨은 고용량 섭취
시 소화불량, 복통, 가스, 설사를 유발할 수 있습니다. 에리트
리톨은 상대적으로 소화 문제가 덜한 편입니다.

천연감미료인 스테비아는 칼로리가 거의 없지만 특유의
뒷맛으로 호불호가 갈립니다. 아스파탐이나 사카린, 수크랄
로스 같은 인공감미료 역시 칼로리가 매우 낮고 혈당에 영
향을 주지 않습니다. 이러한 인공감미료의 안전성에 대해서
는 오랫동안 논란이 있어왔지만, 일상생활에서 섭취하는 정

도로는 큰 문제가 되지 않는다는 것이 지금까지 연구들의 결론입니다. 아스파탐에 발암성이 있다는 주장도 있지만 설탕 섭취가 암의 위험성을 증가시키는 것에 비하면 무시할 만한 정도라는 분석이 지배적입니다.

Q24: 최근 탄산음료, 아이스크림 같은 간식이나 술 제품 중 '제로 칼로리'를 내세우는 상품이 늘어난 것 같은데요. 이런 음료들은 진짜 제로 칼로리인가요? 일반 탄산음료나 술보다 상대적으로 건강에 덜 나쁜지 궁금합니다.

'제로' 표기 상품은 대부분 대체당을 사용하여 만들기 때문에 당분과 실질적 열량은 무시할 만큼 낮다고 볼 수 있습니다. 대사 노화의 관점에서 볼 때 설탕 음료, 가당 음료에 비해 훨씬 안전합니다.

하이볼이나 소주의 경우는 생각해볼 점이 조금 더 있습니다. 시판 하이볼은 특히 당분이 많이 들어가기에 하이볼이나 셀처seltzer(탄산수) 형태의 술을 드신다면 가급적 제로 슈거 제품을 선택하는 것이 좋습니다. 그런데 현재 우리나라의 희석식 소주는 제로 슈거가 아니더라도 아스파탐을 주요 인공감미료로 사용하므로 혈당을 올릴 수 있는 진짜 당분은 거의 없다고 볼 수 있습니다. 소주의 열량은 대부분 알코올에서 나옵니다. 그렇기에 소주의 경우에는 제로 음료가 갖는 장점이 시판 하이볼에 비해서는 높지 않다고 볼 수 있습니다.

Q25: 단 음식이 더 나쁜가요, 짠 음식이 더 나쁜가요?

짠 음식과 단 음식 중 어느 하나가 사망률에 더 나쁜 영향을 미치는지 명확히 단정짓기는 어렵습니다. 특히 여러 가지 예후의 측면에서 정확한 산술적 비교는 아주 어렵습니다. 과도한 나트륨 섭취는 고혈압의 주요 원인 중 하나입니다. 고혈압은 심장병, 뇌졸중, 심부전 등의 노화와 연관된 다양한 심혈관계질환으로 이어질 수 있습니다. 이들 질환은 전 세계적으로 꽤 높은 사망률을 보입니다.

한편 과도한 설탕 섭취는 비만과 인슐린 저항성, 이에 따른 제2형 당뇨병의 주요 원인입니다. 비만과 당뇨병은 심혈관계질환, 특정 암, 신장질환 등과 관련이 있으며, 이들 질환 역시 높은 사망률을 보입니다.

말하자면, 단 음식과 짠 음식 섭취는 방향은 조금 다르지만, 둘 다 노화를 촉진하고 질병을 부르기 쉬운 생활습관입니다.

Q26 : 단순당과 정제곡물이 나쁘다고 하셨는데, 나쁜 게 더 맛있어서 슬프네요. 이런 음식 중에서 상대적으로 그나마 괜찮은 것들이 있을까요? 쿠키나 아이스크림은 탄산음료보다 덜 나쁠 것 같아서요.

본문에서 말씀드린 것처럼, 단순당과 정제곡물 기반 음식들이 맛있지만 건강에 나쁜 이유는 이런 음식들이 혈당을 급격히 올리고 영양가가 낮으며 칼로리가 매우 높기 때문입니다. 그중 가장 최악은 탄산음료입니다. 해로운 당분 외엔 영양가가 없고 과도한 설탕과 인공첨가물이 포함되어 있습니다.

대안을 몇 가지 제시할 수 있습니다. 천연 과일 아이스크림이나 셔벗은 설탕과 인공첨가물이 적습니다. 집에서 직접 만들면 설탕의 양을 조절할 수 있습니다. 정제된 밀가루 대신 귀리로 만든 오트밀 쿠키는 식이섬유가 풍부하며 혈당을 급격히 올리지 않습니다. 그릭 요거트에 약간의 꿀을 곁들여

먹는 것도 좋습니다. 이렇게 건강한 재료로 직접 만든 쿠키
나 아이스크림은 적어도 탄산음료보다는 훨씬 나은 선택이
될 수 있습니다.

Q27: 선생님께서는 달린 후 라면을 드신다고 했는데요, 탕후루를 먹고 싶으면 먹기 전에 달리면 되나요?

달리기는 칼로리를 소모하기 때문에 이후에 섭취하는 음식의 칼로리를 부분적으로 상쇄할 수 있습니다. 운동 후에는 인슐린 감수성이 높아져서 혈당이 더 효과적으로 조절됩니다. 하지만 운동을 한 다음에는 근육의 회복을 돕기 위해 단백질과 건강한 탄수화물을 섭취해야 합니다. 탕후루는 주로 설탕으로 이루어져 이러한 영양소를 제공하지 않습니다. 따라서 운동 후라 하더라도 단백질과 건강한 지방, 복합 탄수화물을 포함한 식사를 우선적으로 하시는 것을 추천합니다. 라면은 건강한 단백질과 탄수화물이 들어 있다고 하기는 힘들지만 저도 가끔은 참지 못하고 먹습니다(웃음).

Q28 : 거꾸로 식사법으로 먹으면 혈당을 느리게 올릴 수 있다고 하잖아요. 그럼 지방도 안 쌓이나요?

'거꾸로 식사법(순서 다이어트)'은 식사 순서를 바꾸어 혈당 상승을 느리게 하고 인슐린 분비를 조절하는 방법입니다. 이 방법은 주로 섬유질이 풍부한 채소를 먼저 먹고 단백질을 섭취한 후 마지막으로 탄수화물을 섭취하는 식인데, 이는 혈당 조절에 도움이 되고 자연스럽게 체지방 조절로도 이어집니다.

기전적으로 섬유질이 풍부한 채소를 먼저 섭취하면 소화 과정이 느려져 탄수화물이 더 천천히 흡수됩니다. 이는 혈당을 급격히 상승시키지 않아 인슐린 분비를 줄이는 데 도움이 됩니다. 식사를 이런 순서로 하면 포만감을 더 빨리 느끼게 되어 과식을 막을 수 있습니다. 총 칼로리 섭취를 줄여 체중 관리에도 도움이 됩니다. 그럼에도 총 칼로리가 과도하게 높아진다면 당연하게도 체중과 지방도 증가합니다.

거꾸로 식사법뿐 아니라 건강한 음식을 선택하고, 규칙적으로 운동을 병행하고, 스트레스를 관리하면서 충분한 수면을 취하면 체성분과 대사 건강을 유지하는 데 도움이 됩니다.

Q29: 식사 후 바로 움직이면 혈당이 오르는 걸 막을 수 있나요? 어느 정도로 움직여야 하나요? 소화에 방해되지는 않을까요?

식사 후 가벼운 운동을 하면 혈당 상승을 억제하고 인슐린 감수성을 향상하는 데 도움이 됩니다. 이는 음식에서 얻은 탄수화물이 근육으로 더 효율적으로 이동하도록 도와줍니다. 식후 엘리베이터 대신 계단으로 이동하거나 10~30분 정도 산책하는 것을 추천드립니다. 가벼운 스트레칭 운동도 소화를 돕고 혈당 조절에 긍정적인 영향을 미칠 수 있습니다. 신체를 움직이는 집안일도 좋습니다. 단, 너무 격렬한 운동은 소화에 방해가 될 수 있습니다.

Q30 : 밥 먹을 때 물을 마시면 좋지 않다고 하잖아요. 밥 먹기 30분 전까지만 물 마시는 게 좋다는 이야기도 있고요. 물을 마시면 음식물이랑 합쳐져서 죽처럼 되니까, 소화가 빨라지고 혈당도 빨리 올라가나요?

밥을 먹을 때 물을 먹으면 소화효소가 희석되어서 소화가 잘되지 않을 것이라는 말이 있지만, 연구들을 종합해보면 우리가 통상적으로 섭취할 수 있는 물의 양으로 소화, 흡수에 지장이 생기지는 않는 것으로 판단됩니다. 물론 너무 많은 물을 섭취하면 잠재적으로는 소화효소를 희석해 소화를 방해할 수도 있을 것입니다.

또한, 밥과 물을 함께 섭취한다고 해서 음식이 죽처럼 되어 소화가 빨라지고 혈당이 급격히 올라가는 현상은 일어나지 않습니다. 식이섬유가 많은 음식, 단백질, 지방 등이 포함된 식사는 여전히 천천히 소화됩니다. 식사중 물 섭취에 대해서는 너무 걱정하실 필요가 없습니다.

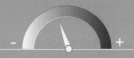

Part 5

건강하고 맛있는
일주일 저속노화 레시피

자연 재료를 활용한 건강 밥상 21

여기서는 저속노화식의 권장 식품인 통곡물, 콩류, 푸른잎채소, 과일, 적당량의 가금류, 생선, 붉은 고기를 다양하게 사용해 꾸린 식단을 소개한다. 물론 이 식단을 엄격하게 지킬 필요는 없으며, 원하는 상차림을 골라 취향에 맞게 하루 세끼를 구성해도 좋다. 단, 당류와 나트륨은 제시된 분량 이상을 권장하지 않는다.

· 저속노화 식단표 ·

	아침	점심	저녁
월	호밀빵샌드위치 구운 채소 어린잎샐러드· 오리엔탈드레싱 오트밀요거트	오곡밥 열무 된장국 꽁치 마늘구이 콩송이버섯 브로콜리볶음 쪽파 무생채 포기김치	귀리 전복죽 소고기 표고버섯볶음 시금치나물 단호박찜·유자청드레싱 나박김치
화	기장밥 들깨 미역국 온두부·들기름 볶음김치 취나물무침 물김치 사과 한 쪽	소고기스튜 배춧잎 만두·초간장 오이 무피클 그린샐러드·발사믹드레싱	녹두밥 닭다리 능이백숙 오이소박이 부추겉절이 흑임자 연근샐러드
수	서리태콩밥 쪽파 계란국 황태양념구이 쑥갓나물 들기름무침 동치미	보리비빔밥·약고추장 오이 가지냉국 우엉 견과조림 열무김치	오곡밥 버섯 들깻국 두부잡채 양배추찜·보리쌈장 미역 오이초무침 나박김치
목	렌틸콩밥 저염식 뭇국 소불고기 버섯볶음 참나물무침 배추김치 사과 한 쪽	강황밥 순두부백탕 토마토 닭볶음탕 미니양배추 파프리카볶음 청경채겉절이 물김치	잡곡밥 도가니탕 도토리묵·양념장 애호박 새우젓볶음 깍두기

	아침	점심	저녁
금	장국죽 단호박 계란찜 그린빈스 견과볶음 열무김치	기장밥 아욱된장국 한방 돼지갈비찜 모듬 채소숙회 미나리 무생채 백김치	표고 은행밥 바지락 뭇국 연어스테이크 아스파라거스 토마토볶음 숙주나물무침 배추김치
토	완두콩밥 콩비지찌개 알감자조림 건새우 마늘쫑볶음 토마토카프레제	톳전복 현미귀리밥·양념장 청국장 조기구이 콩나물무침 백김치	옥수수 귀리밥 우뭇가사리 콩국 오리불백·부추무침 청양 가지무침 쪽파김치
일	퀴노아 병아리콩밥 사골 우거짓국 간장 두부조림 쌈다시마·초장 배추김치	현미 밤밥 콩나물 뭇국 오징어 채소볶음 표고버섯 곤약조림 모듬쌈·우렁 강된장 나박김치	곤드레보리밥·양념장 황탯국 닭보쌈 삼색 겨자무침 총각김치

*별도의 표기가 없는 레시피는 1인분 기준입니다.
*포기김치, 백김치 등의 김치 레시피는 생략했습니다.
*구매해 바로 먹을 수 있는 쌈다시마 등의 레시피는 생략했습니다.
*한 상차림당 레시피 순서는 식단 구성 순서와 일부 다른 곳이 있습니다. 레시피를 찾아볼 경우 참고해주세요.

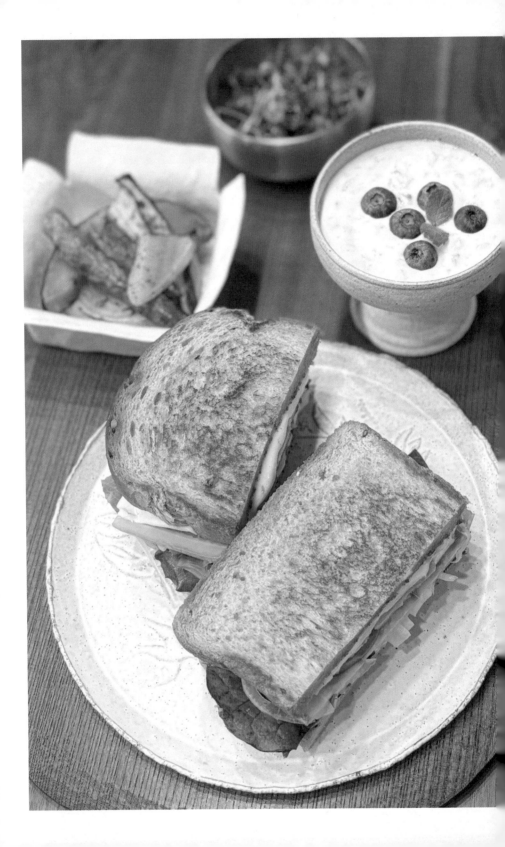

호밀빵샌드위치 정식

식단 구성	호밀빵샌드위치, 구운 채소, 어린잎샐러드·오리엔탈드레싱, 오트밀요거트
영양 성분	**총열량** 519Kcal | **탄수화물** 66.11g | **지방** 18.99g | **단백질** 23.75g

호밀빵샌드위치

재료

- 호밀빵 2장
- 로메인상추 2장
- 토마토 1/2개
- 계란 1개
- 오이 1/4개
- 양파 1/4개
- 슬라이스치즈 1장
- 홀그레인머스터드 2작은술
- 올리브오일 2큰술

조리 과정

1 계란은 올리브오일을 두른 팬에 부쳐 프라이를 만든다.

2 토마토와 오이는 얇게 썰어 준비한다.

3 양파는 얇게 채 썬 후 찬물에 담가 매운맛을 제거한 후 건져낸다.

4 호밀빵은 마른 팬에 앞뒤로 노릇하게 굽는다.

5 구운 호밀빵 두 장의 한쪽 면에 홀그레인머스터드를 바른다.

6 호밀빵에 로메인상추, 양파, 오이, 토마토를 얹은 후 토마토에 소금을 살짝 뿌린다.

7 그 위에 계란프라이, 치즈를 얹고 남은 호밀빵을 덮는다.

8 포장 종이 또는 랩으로 샌드위치를 싸서 반으로 자른다.

구운 채소 (2인분)

재료

- 가지 2/3개
- 단호박 2/5개
- 당근 1/4개
- 양파 1/4개
- 파프리카(빨강/노랑) 각 1/4개
- 올리브오일 2큰술

양념

- 소금, 후추 적당량

조리 과정

1 모든 재료를 먹기 편한 크기로 자른다.

2 단호박과 당근은 끓는 물에 1분가량 살짝 익힌다.

3 팬에 올리브오일을 두른 후 모든 재료를 넣고 볶는다.

4 접시에 옮기고 약간의 소금과 후추로 간을 한다.

어린잎샐러드·오리엔탈드레싱

재료

- 어린잎채소 20g
- 방울토마토 3개
- 아몬드 슬라이스 1작은술

드레싱

- 간장 4큰술
- 올리브오일 4큰술
- 레몬즙 4큰술
- 알룰로스 2큰술

조리 과정

1 어린잎채소, 방울토마토는 잘 씻어 물기를 제거해 준비한다.

2 볼에 어린잎채소, 방울토마토를 넣고 드레싱을 뿌린 후 아몬드 슬라이스를 올려 마무리한다.

오트밀요거트

- 플레인요거트 3큰술
- 오트밀 3큰술
- 우유 30ml

1 뚜껑이 있는 유리병이나 컵에 요거트, 오트밀, 우유를 넣고 섞는다.

2 뚜껑을 덮어 냉장고에 30분 정도 넣어두면 오트밀이 충분히 불어 부드러워진다.

3 그대로 먹어도 좋고 여기에 무설탕 잼, 100% 땅콩버터, 바나나, 딸기, 블루베리와 같은 과일을 토핑해서 먹어도 좋다.

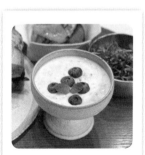

#오트밀 #요거트 #건강한아침

꽁치 마늘구이 정식

식단 구성	오곡밥, 열무 된장국, 꽁치 마늘구이, 콩송이버섯 브로콜리볶음, 쪽파 무생채, 포기김치
영양 성분	**총열량** 566Kcal ❘ **탄수화물** 82.02g ❘ **지방** 10.62g ❘ **단백질** 36.73g

꽁치 마늘구이

재료

- 꽁치 1마리
- 굵은소금 적당량
- 통마늘 2알
- 레몬 1/4개 또는 레몬즙 1큰술

조리 과정

1 손질된 꽁치는 흐르는 물에 깨끗이 씻은 후 칼집을 내고 굵은소금을 뿌려 30분가량 재운다.

2 마늘은 편으로 썰어 준비한다.

3 소금에 절인 꽁치의 물기를 닦고 팬에 올려 앞뒤로 노릇노릇하게 굽는다.

4 칼집 낸 곳에 편마늘을 꽂은 후 뚜껑을 덮은 팬에 2분가량 더 굽는다.

5 레몬즙을 살짝 뿌리면 더 맛있다.

콩송이버섯 브로콜리볶음

재료

- 콩송이버섯 5개
- 브로콜리 20g
- 통마늘 3알
- 올리브오일 2큰술
- 소금(데침용) 1/2큰술
- 통깨 1큰술

양념

- 소금, 식초 적당량
- 굴소스 1/2큰술

조리 과정

1 브로콜리는 먹기 좋은 크기로 자른 뒤, 식초 물에 10분간 담갔다 꺼내 준비한다.

2 끓는 물에 소금을 넣고 브로콜리를 1~2분 데친다.

3 팬에 올리브오일을 두르고 통마늘을 넣어 볶다가 콩송이버섯과 데친 브로콜리를 추가해 5분가량 더 볶는다.

4 굴소스와 소금으로 간을 맞춘 후 통깨로 마무리한다.

열무 된장국 (2인분)

재료

- 열무 100g
- 대파 1/2대
- 코인육수 2개
- 소금(데침용) 1/2큰술

양념

- 쌀뜨물 3컵
- 된장 1큰술
- 다진 마늘 1/2큰술
- 국간장 적당량

조리 과정

1 끓는 물에 소금을 약간 넣고 열무 줄기가 부드럽게 휘어질 정도로 삶는다.

2 삶은 열무는 물기를 꼭 짠 후 송송 썰고, 대파도 어슷하게 썰어서 준비한다.

3 쌀뜨물에 코인육수 2개와 된장을 넣고 썰어놓은 열무를 넣어 끓인다.

4 끓어오르면 쌀뜨물의 전분 성분으로 인해 생긴 거품을 걷어내고, 다진 마늘과 대파를 넣고 한소끔 더 끓인다.

5 부족한 간은 국간장으로 맞춘다.

오곡밥

재료

- 백미 40g
- 현미 30g
- 귀리 25g
- 흑미 10g
- 렌틸콩 15g

조리 과정

1 재료 전체를 잘 씻어 1시간 이상 불린다.

2 일반적인 밥솥이나 압력 쿠커 또는 압력 밥솥(잡곡 모드)에 취사한다.

쪽파 무생채

재료

- 무 한 토막(6~7cm)
- 쪽파 1~2대
- 소금(절임용) 1/2큰술

양념

- 소금 1큰술
- 고춧가루 1큰술
- 매실청 1큰술
- 액젓 1큰술
- 통깨 1큰술

조리 과정

1 무는 채 썰고, 소금을 뿌려 10분간 절인다.

2 쪽파는 5cm 크기로 썰어둔다.

3 절임 무에서 나온 물은 살짝 짜서 버리고, 쪽파를 넣어 섞는다.

4 고춧가루로 색을 입히고 매실청과 액젓으로 간을 맞춘 후 통깨로 마무리한다.

귀리 전복죽 한 상

식단 구성	귀리 전복죽, 소고기 표고버섯볶음, 시금치나물, 단호박찜·유자청드레싱, 나박김치
영양 성분	**총열량** 814Kcal ‖ **탄수화물** 102.05g ‖ **지방** 15.81g ‖ **단백질** 65.28g

귀리 전복죽

재료

- 귀리 50g
- 찹쌀 50g
- 전복 3미

양념

- 참기름, 소금 적당량

조리 과정

1 (죽이라 곡물이 푹 퍼져야 하므로) 귀리와 찹쌀을 1시간 이상 불려서 준비한다.

2 전복은 이빨을 제거하고 깨끗하게 세척 후 저며서 준비한다.

3 불린 귀리와 찹쌀에 물을 섞어 믹서로 곱게 간다. 전복 내장도 따로 갈아서 준비한다.

4 물기를 뺀 귀리와 찹쌀에 전복과 참기름을 넣고 달달 볶는다.

5 4의 냄비에 재료 대비 3배가량의 물을 넣고, 중불에서 30분가량 푹 끓인다.

6 쌀이 익으면 갈아둔 내장을 넣고 소금으로 간한다.

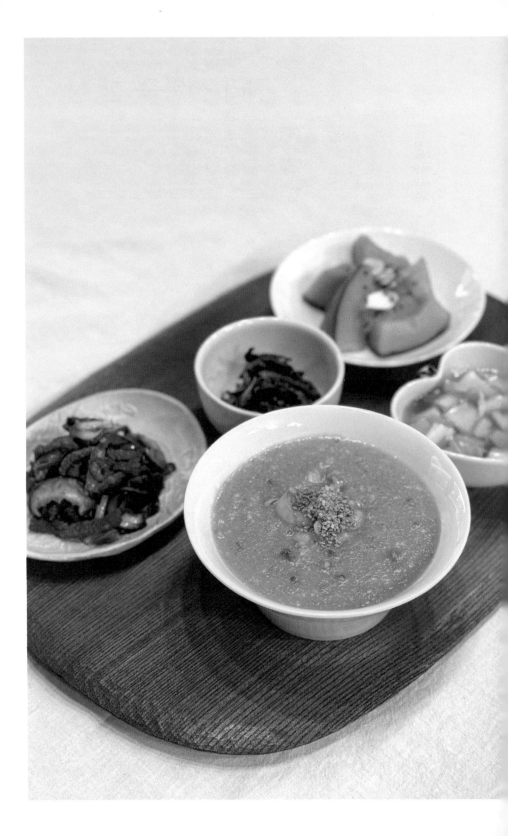

시금치나물

재료

- 시금치 60g
- 대파 흰 부분 약 2cm
- 소금(데침용) 1/2큰술

양념

- 참기름 1/2큰술
- 소금, 통깨 적당량

조리 과정

1 시금치 끝부분은 살짝만 잘라내어 손질한다.

2 시금치를 물에 담가 흔들어 씻은 뒤 흐르는 물에 헹군다.

3 끓는 물에 소금을 넣고 시금치를 적당히 숨이 죽을 때까지만(15초가량) 데친다.

4 시금치를 건져 흐르는 물에 헹군 후 물기를 짠다.

5 대파 흰 부분을 송송 썰어 넣고 소금, 참기름을 넣고 버무린 후 통깨로 마무리한다.

단호박찜 · 유자청드레싱

재료

- 미니 단호박 1/4개
- 아몬드 슬라이스 1작은술

드레싱

- 유자청 2큰술
- 검은깨, 사과식초 1큰술
- 소금 1꼬집

조리 과정

1 찜기에 단호박을 넣고 찐 다음 반으로 잘라 씨를 바르고 먹기 좋은 크기로 자른다.

2 제시된 분량의 드레싱 재료를 섞어 단호박 위에 뿌린다.

3 아몬드 슬라이스를 올려 마무리한다.

소고기 표고버섯볶음(2인분)

재료

- 소고기 부챗살 200g
- 표고버섯 4~5개
- 쪽파 1~2대
- 홍고추 조금
- 올리브오일 2큰술
- 참기름 1/2큰술
- 통깨 1큰술

양념

- 간장 3큰술
- 다진 마늘 1큰술
- 설탕 1큰술
- 청주 1큰술
- 후추 1/2큰술

조리 과정

1 표고버섯은 기둥을 떼고 흐르는 물에 잘 씻은 다음 채썰기 한다.

2 소고기는 키친타월에 올려 핏물을 빼고 채썰기 한다.

3 제시된 분량의 양념을 섞어 양념장을 만들고 소고기에 양념을 3큰술 넣어 버무린다.

4 팬에 올리브오일을 두르고 소고기를 볶아 덜어둔 뒤 올리브오일을 한 번 더 두르고 표고버섯을 볶는다.

5 볶아놓은 소고기와 표고버섯에 남은 양념장을 섞고 쪽파와 홍고추, 참기름을 넣고 섞은 뒤 통깨를 뿌려 마무리한다.

#붉은고기 #채소와함께

온두부 한 상

식단 구성	기장밥, 들깨 미역국, 온두부·들기름 볶음김치, 취나물무침, 물김치, 사과 한 쪽
영양 성분	**총열량** 832Kcal ㅣ **탄수화물** 114.0g ㅣ **지방** 30.25g ㅣ **단백질** 26.63g

온두부·들기름 볶음김치

재료

• 두부 1/3모
• 신김치 1쪽

양념

• 들기름 3큰술
• 설탕 1큰술
• 통깨 적당량

조리 과정

1 신김치는 속을 털어내고 물에 살짝 씻은 후 물기를 짜서 먹기 좋은 크기로 자른다.

2 팬에 김치를 넣은 다음 제시된 분량의 양념을 넣고 중불에서 뭉근하게 볶아 익힌다.

3 두부는 끓는 물에 살짝 데친 후 한입 크기로 자른다.

4 볶은 김치와 두부를 접시에 담고 통깨를 뿌려 마무리한다.

기장밥

- 백미 60g
- 찹쌀 30g
- 수수 15g
- 기장 15g

1 재료 전체를 잘 씻어 30분~1시간가량 불린다.

2 일반적인 밥솥이나 압력 쿠커 또는 압력 밥솥(잡곡 모드)에 취사한다.

들깨 미역국

- 미역 20g
- 들기름 1큰술

- 들깻가루 1큰술
- 다진 마늘 1/2큰술
- 국간장 2/3큰술
- 소금 적당량

1 물에 불린 미역을 먹기 좋은 크기로 잘라 준비한다.

2 냄비에 들기름을 두르고 불린 미역을 넣고 볶다가 다진 마늘과 국간장을 넣어 달달 볶는다.

3 냄비에 물을 200ml 넣고 중불에서 20분가량 끓이다가 부족한 간은 국간장과 소금으로 맞춘다.

4 들깻가루를 넣고 5분간 더 끓인다.

취나물무침

- 취나물 100g
- 소금(데침용) 1/2큰술

양념

- 국간장 1큰술
- 참기름 1큰술
- 다진 마늘 1/2큰술
- 소금 1/2큰술
- 깨소금 1/2큰술

조리 과정

1 취나물은 질긴 잎과 굵은 줄기 부분을 자르고 세척한다.

2 끓는 물에 소금을 넣고 취나물 줄기가 부드러워질 때까지 데친 뒤 찬물로 헹궈 물기를 꼭 짠다.

3 취나물을 먹기 좋은 크기로 잘라 볼에 담고, 제시된 분량의 양념(깨소금 제외)을 넣어 고루 섞이게 무친 다음 깨소금으로 마무리한다.

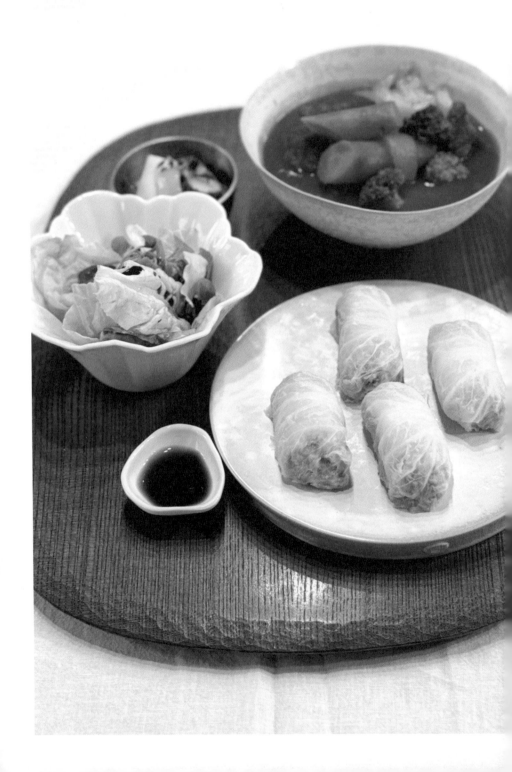

배춧잎 만두 상차림

식단 구성	소고기스튜, 배춧잎 만두·초간장, 오이 무피클, 그린샐러드·발사믹드레싱
영양 성분	**총열량** 702Kcal ∣ **탄수화물** 75.30g ∣ **지방** 23.17g ∣ **단백질** 49.89g

배춧잎 만두·초간장

재료

- 돼지 다짐육 50g
- 두부 1/6모
- 표고버섯 1개
- 소에 들어갈 배춧잎 2~3장
- 당근 1/10개
- 대파 흰 부분 약 3cm
- 만두피용 배춧잎 4장
- 계란 1개

양념

- 양조간장 1큰술
- 부침가루 1큰술
- 참기름, 소금, 후추 적당량

초간장

- 간장 1큰술
- 청주 1/2큰술
- 식초 1/2큰술

조리 과정

1 소에 쓰일 배추는 줄기와 잎을 분리하여 줄기 먼저 삶다가 잎을 넣어 삶은 뒤 물기를 살짝 짜서 준비해둔다.

2 두부는 면보로 눌러 최대한 수분을 제거한다.

3 당근, 표고, 대파는 잘게 다지고, 데친 배추도 물기를 꼭 짜서 다진다.

4 볼에 돼지 다짐육, 다진 채소들과 두부를 넣은 다음 제시된 분량의 양념과 계란을 넣고 조물조물 버무린다.

5 알배추는 끓는 물에 부드럽게 삶아 찬물에 헹군 뒤 물기를 짜주고, 만두소를 한 입 크기로 동그랗게 만들어 배추 위에 올리고 돌돌 만다.

6 찜기에 김이 오르면 만두를 넣고 5~6분 찐다.

7 제시된 분량의 재료를 섞어 만든 초간장을 곁들인다.

소고기스튜

재료

- 소고기 살치살 100g
- 당근 한 토막(4cm)
- 양파 1/8개
- 양배추 부드러운 잎 10g
- 통마늘 3알
- 올리브오일 2큰술

양념

- 토마토소스 100g
- 월계수잎 2장
- 소금, 후추 적당량

조리 과정

1 소고기는 한입 크기로 자른 뒤 키친타월로 핏물을 닦아 준비한다.

2 당근, 양파, 양배추도 소고기와 비슷한 크기로 썰어둔다.

3 팬에 올리브오일을 두르고 소고기를 넣어 소금, 후추로 밑간을 한 뒤 볶는다.

4 핏물이 보이지 않을 때쯤 당근, 마늘, 양파, 양배추 순으로 넣고 같이 볶는다.

5 토마토소스 100g과 물 한 컵, 월계수잎을 넣고 한소끔 끓인다.

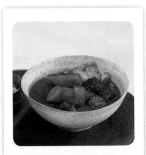

#동물성단백질 #적당히섭취

오이 무피클

- 오이 1/4개
- 무 한 토막(2~3cm)

절임물

- 물 200㎖
- 식초 1컵
- 설탕 1컵
- 소금 1큰술
- 소주 1큰술
- 통후추 1/4작은술

조리 과정

1 오이와 무를 먹기 좋은 크기로 썰어서 준비한다.

2 열탕 소독한 유리병에 썰어둔 오이와 무를 담는다.

3 절임물 재료를 냄비에 모두 넣고 끓인 후 바로 유리병에 붓고 뚜껑을 잘 닫는다.

4 상온에서 하루 정도 숙성 후 냉장 보관한다. 더운 날씨에는 물이 식을 때까지만 상온에 두었다가 바로 냉장 보관한다.

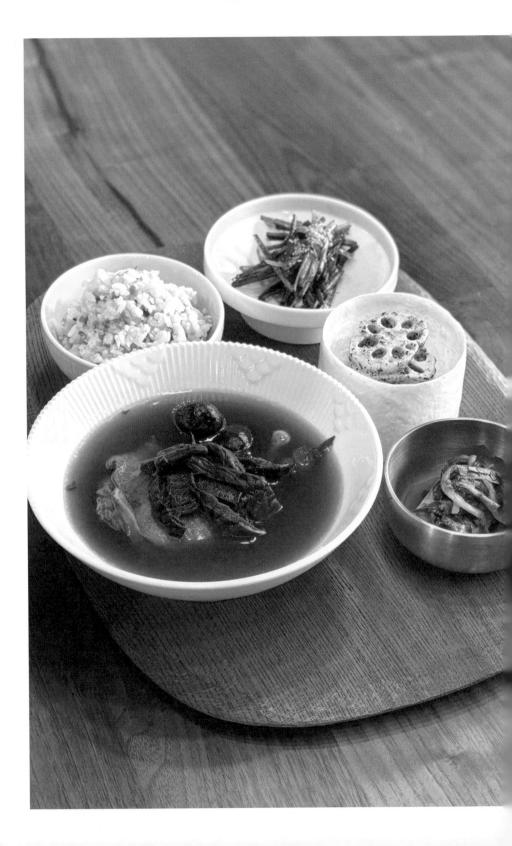

닭다리 능이백숙 한 상

식단 구성	녹두밥, 닭다리 능이백숙, 오이소박이, 부추겉절이, 흑임자 연근샐러드
영양 성분	**총열량** 607Kcal ㅣ **탄수화물** 104.81g ㅣ **지방** 10.02g ㅣ **단백질** 23.10g

닭다리 능이백숙

재료

- 닭다리 2개
  (또는 넓적다리까지 붙은 닭다리 1개)
- 대추 5알
- 황기 10g
- 양파 1/2개
- 건조 능이버섯 1/10개

조리 과정

1 닭다리는 세척 후 끓는 물에 데쳐서 불순물을 제거한다.

2 물에 닭다리, 대추, 황기, 양파, 건조 능이버섯을 넣고 40분간 푹 끓인 다음 황기와 양파는 골라내고 대접에 담는다.

녹두밥

재료

- 백미 50g
- 찹쌀 50g
- 깐 녹두 20g

조리 과정

1 재료 전체를 잘 씻어 30분~1시간가량 불린다.

2 일반적인 밥솥이나 압력 쿠커 또는 압력밥솥(잡곡 모드)에 취사한다.

부추겉절이

재료

- 부추 30g
- 양파 1/6개

양념

- 진간장 1큰술
- 고춧가루 1큰술
- 액젓 1큰술
- 알룰로스 1큰술
- 식초 1큰술
- 다진 마늘 1/2큰술
- 참기름, 통깨 적당량

조리 과정

1 부추는 지저분한 부분은 자르고 깨끗하게 세척 후 먹기 좋은 크기(3~4cm)로 자른다.

2 양파는 얇게 채썰기 한다.

3 제시된 분량의 양념을 섞어 양념장을 만들어 부추와 양파를 넣고 살살 버무린다.

흑임자 연근샐러드

재료

- 깐 연근 60g
- 식초 1/2큰술(세척용)

드레싱

- 검은깻가루 1/2큰술
- 통깨 1큰술
- 소금 1꼬집
- 마요네즈 1큰술

조리 과정

1 찬물에 식초를 넣고 5cm 두께로 썬 연근을 담근다.

2 냄비에 물을 안치고 끓으면 식초 물에 담가놓은 연근을 넣고 2분가량 데친다.

3 데친 연근은 바로 흐르는 물에 헹구고 물기를 닦아낸다.

4 연근에 제시된 분량의 재료를 섞어 만든 흑임자드레싱을 붓고 버무린다.

오이소박이

재료

- 오이 1개
- 양파 조금
- 당근 조금
- 부추 조금
- 소금(절임용) 1큰술

양념

- 고춧가루 3큰술
- 멸치액젓 1큰술
- 다진 마늘 1큰술
- 설탕 1큰술

조리 과정

1 오이는 흐르는 물에 깨끗이 씻어 6~7cm 크기로 자른 뒤 세로로 길게 십자 모양 칼집을 낸다.

2 끓는 물에 소금을 넣어 녹인 다음 오이에 부어 20분가량 절인다.

3 양파, 당근, 부추를 1cm 길이로 썰어둔다.

4 제시된 분량의 양념을 섞어 양념장을 만든다.

5 절인 오이의 칼집 낸 부분에 양념장을 골고루 끼워넣는다.

황태양념구이 정식

식단 구성	서리태콩밥, 쪽파 계란국, 황태양념구이, 쑥갓나물 들기름무침, 동치미
영양 성분	**총열량** 886Kcal ┃ **탄수화물** 111.34g ┃ **지방** 32.35g ┃ **단백질** 53.57g

황태양념구이(2인분)

재료

- 황태포 2마리
- 소금, 참기름 적당량
- 통깨, 다진 파 적당량

양념

- 고추장 1큰술
- 고춧가루 1큰술
- 간장 1/2큰술
- 조청 1큰술
- 설탕 1큰술
- 다진 마늘 1큰술

조리 과정

1 황태포는 머리와 꼬리, 지느러미를 자르고 물에 1분가량 불렸다가 물기를 잘 닦아내고 뼈와 가시를 떼어낸다.

2 황태포를 먹기 좋은 크기로 자른 뒤 소금과 참기름을 바른다.

3 제시된 분량의 양념을 섞어 양념장을 만든다.

4 황태포에 양념장을 고루 바른 뒤 프라이팬에 굽고, 통깨와 다진 파를 올려 마무리한다.

서리태콩밥

- 백미 60g
- 찰현미 40g
- 서리태콩 20g

1 재료를 잘 씻고 백미와 찰현미는 30분
  ~1시간가량, 서리태콩은 5시간 이상 불
  린다.

2 일반적인 밥솥이나 압력 쿠커 또는 압력
  밥솥(잡곡 모드)에 취사한다.

쪽파 계란국

- 쪽파 10g
- 양파 1/6개
- 계란 3개
- 육수용 멸치 10~15마리
- 다시마(5cmx5cm) 1장

- 새우젓, 소금 적당량

1 끓는 물 700ml에 멸치와 다시마를 넣어
  육수를 만든다. 다시마는 5분가량 끓인
  후 먼저 건져내고 멸치는 5~10분가량 더
  우려낸다.

2 끓는 육수에 양파와 풀어놓은 계란 3개
  를 넣고, 계란이 익을 때까지 젓지 않고
  끓인다.

3 소금과 새우젓으로 간을 맞춘다.

4 썰어놓은 쪽파를 넣고 1분가량 더 끓인다
  (기호에 따라 청양고추를 넣어도 맛있다).

쑥갓나물 들기름무침

재료

· 쑥갓 80g
· 소금(데침용) 1/2큰술

양념

· 대파 흰 부분 약 1cm
· 들깻가루 1과 1/2큰술
· 들기름 1큰술
· 다진 마늘 1/2큰술
· 양조간장 1큰술

조리 과정

1 끓는 물에 소금을 넣고 쑥갓을 데친 후 찬물에 헹군다.

2 물기 제거한 쑥갓을 볼에 담아 제시된 분량의 양념을 넣어 버무린다.

보리비빔밥 한 상

식단 구성	보리비빔밥·약고추장, 오이 가지냉국, 우엉 견과조림, 열무김치
영양 성분	**총열량** 844Kcal **I 탄수화물** 133.76g **I 지방** 22.98g **I 단백질** 28.65g

오이 가지냉국(2인분)

재료

- 가지 1개
- 오이 1/2개
- 홍고추 1/2개
- 청양고추 1/2개

국물

- 설탕 2큰술
- 식초 4큰술
- 소금 적당량
- 물 700ml

조리 과정

1 가지를 깨끗이 씻어 꼭지를 제거한 다음 3등분으로 나눠 스틱 모양으로 굵게 채를 썰어 준비한다.

2 오이는 세척 후 가늘게 채썰기 한다.

3 잘 씻은 청양고추와 홍고추는 반으로 잘라 다진다.

4 썰어놓은 가지를 찜기에서 3분가량 찐다.

5 가지를 찌는 동안 국물 재료를 볼에 넣어 설탕과 소금이 잘 녹게 젓는다. 만들어진 국물은 냉장고에 넣어 차갑게 식힌다.

6 식힌 가지의 물기를 꼭 짜서 볼에 담고 채 썬 오이, 다진 고추를 넣는다.

7 냉장고에서 차가워진 국물을 부어 잘 섞고, 얼음을 동동 띄운다.

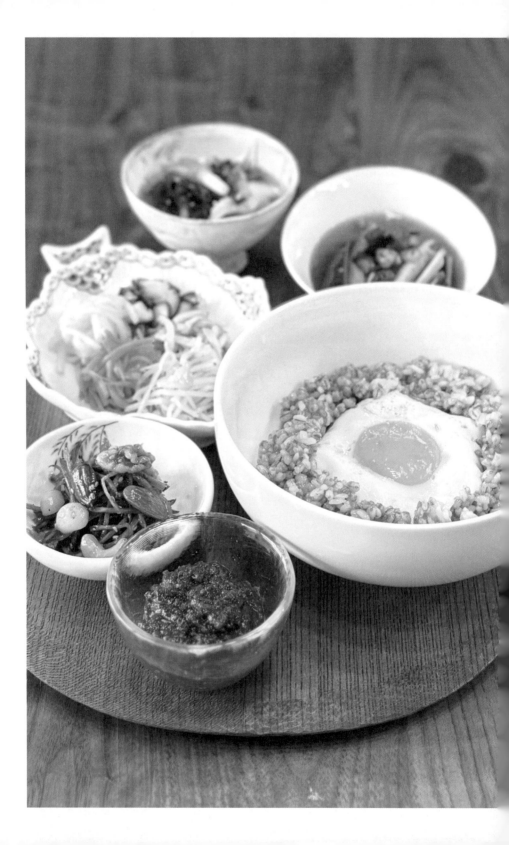

보리비빔밥 · 약고추장

재료

- 찰보리 50g
- 백미 70g

비빔밥 재료

- 무 한 토막(6cm)
- 콩나물 15g
- 애호박 1/8개
- 당근 1/5개
- 표고버섯 1/2개
- 올리브오일 2큰술
- 간장 1큰술
- 고춧가루, 소금, 참기름, 후추 적당량

양념

- 다진 소고기 50g
- 다진 마늘 1/2큰술
- 생강술 1/2큰술
- 후추 적당량
- 고추장 150g
- 매실액 1/2큰술
- 청주 1과 1/2큰술
- 참기름 1/2큰술
- 통깨 1/2큰술
- 고춧가루 적당량

보리밥 조리 과정

1 재료 전체를 잘 씻어 30분∼1시간가량 불린다.

2 일반적인 밥솥이나 압력 쿠커 또는 압력 밥솥(잡곡 모드)에 취사한다.

비빔밥 조리 과정

1 무는 채 썰어 고춧가루와 소금으로 밑간한다.

2 콩나물은 살짝 데친 후 약간의 소금과 참기름으로 밑간을 해서 준비한다.

3 애호박과 당근은 채 썰어서 팬에 넣고 올리브오일을 뿌려 살짝 볶는다.

4 표고버섯을 팬에 넣고 올리브오일을 살짝 둘러 볶는다. 표고버섯이 익기 시작하면 간장 1큰술과 후추를 넣고 볶는다.

5 다진 소고기에 다진 마늘과 생강술로 밑간하고, 간장과 후추를 넣고 잘 버무린다. 그런 다음 팬에 올려 고기가 골고루 익도록 볶는다.

6 고기가 익으면 고추장과 청주를 넣고 약고추장 재료의 나머지 양념을 더해 잘 저어준다.

7 농도가 조금 묽어지면 불을 끄고 참기름과 통깨를 넣어 섞어 약고추장을 완성한다.

8 넓은 그릇에 보리밥을 담고 무생채, 콩나물, 애호박, 당근, 표고버섯, 약고추장을 올린다(취향에 따라 계란프라이를 곁들여도 좋다).

우엉 견과조림 (2인분)

재료

- 손질한 우엉 100g
- 호두 20g
- 아몬드 20g
- 올리브오일 2큰술
- 식초 1/2큰술(세척용)

양념

- 진간장 3~4큰술
- 꿀 1큰술
- 참기름 1/2큰술
- 통깨 적당량

조리 과정

1 껍질을 제거한 우엉을 30분간 식초 물에 담가둔다.

2 식초 물에서 건져낸 우엉을 흐르는 물에 깨끗이 씻고 채로 썰어둔다.

3 팬에 올리브오일을 두르고 우엉을 볶다가 물을 5큰술 붓는다.

4 진간장을 넣고 볶다가 호두와 아몬드를 넣고 같이 볶는다.

5 불을 끄고 참기름과 꿀을 넣고 잘 섞은 후 통깨를 올려 마무리한다.

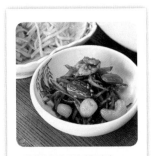

#건강한습관 #견과류먹기

두부잡채 한 상

식단 구성	오곡밥, 버섯 들깻국, 두부잡채, 양배추찜·보리쌈장, 미역 오이초무침, 나박김치
영양 성분	**총열량** 629Kcal ㅣ **탄수화물** 106.14g ㅣ **지방** 30.44g ㅣ **단백질** 26.75g

두부잡채(3인분)

재료

- 두부면 1인분(또는 포두부 3장)
- 파프리카(빨강/노랑) 각 1/3개
- 표고버섯 5개
- 양파 1/2개
- 청경채 1/3개
- 올리브오일 2큰술
- 참기름, 통깨, 후추 적당량

양념

- 진간장 50ml
- 알룰로스 50ml
- 다진 마늘 1큰술
- 참기름 1과 1/2큰술

조리 과정

1 시판 두부면은 물로 헹궈서(포두부는 칼국수면 정도의 넓이로 잘라서) 준비한다.

2 양파와 파프리카, 표고버섯은 채 썰고 청경채는 길게 자른다.

3 포두부는 끓는 물에 넣어 1~2분가량 익힌 후 건져 찬물에 헹군다.

4 팬에 올리브오일을 두르고 청경채, 양파, 파프리카, 표고버섯 순으로 넣어 볶는다.

5 제시된 분량의 양념을 섞어 양념장을 만든다.

6 볶아놓은 채소와 포두부를 팬에 넣고 양념장을 둘러 고루 볶는다.

7 물기가 거의 없어질 때까지 볶다가 참기름, 통깨, 후추로 마무리한다.

버섯 들깻국

재료

- 표고버섯, 느타리버섯 각 3개
- 팽이버섯 1/10봉지
- 무 한 토막(2~3cm)
- 대파 흰 부분 약 3cm
- 양파 1/10개
- 쌀뜨물 또는 멸치육수 800ml

양념

- 들깻가루 3큰술
- 들기름 2큰술
- 국간장, 소금 적당량
- 다진 마늘 1/2큰술

조리 과정

1 버섯은 먹기 좋은 크기로 잘라서 준비한다.

2 양파와 무는 채썰기, 대파는 어슷썰기 한다.

3 냄비에 채 썬 무를 담고 들기름과 다진 마늘을 넣어 2분가량 볶다가 쌀뜨물 또는 멸치육수를 붓는다.

4 썰어둔 버섯을 넣고 국간장과 소금으로 간한다.

5 무의 시원한 맛이 우러나도록 뚜껑을 닫고 5~7분 끓인 뒤 썰어둔 대파와 들깻가루를 넣고 한소끔 더 끓인다.

양배추찜 · 보리쌈장 (2인분)

재료

- 양배추 200g
- 올리브오일 2큰술

양념

- 보리 1컵
- 된장 1컵
- 고추장 1/2컵
- 고춧가루 1/2큰술
- 다진 마늘 1/2큰술
- 다진 파 1/2큰술
- 통깨, 참기름 적당량

조리 과정

1 양배추는 여러 번 세척한 후 먹기 좋은 크기로 잘라 찜기에 올려 8~9분 찐다.

2 세척한 보리는 두세 시간 충분히 불리고, 밥물 양을 3배가량 넣고 센불에 5분, 중불에 10분, 약불에 10분 가열한 다음 10분가량 뜸을 들여 익힌다.

3 올리브오일을 두른 냄비에 2의 보리를 넣고 볶다가 된장, 고추장, 고춧가루, 다진 마늘, 다진 파를 넣고 졸이듯 끓인다.

4 적당히 졸여지면 불을 끄고 통깨와 참기름으로 마무리한다.

오곡밥

- 백미 30g
- 찹쌀 20g
- 현미 30g
- 흑미 20g
- 렌틸콩 20g

조리 과정

1 재료 전체를 잘 씻어 1시간 이상 불린다.

2 일반적인 밥솥이나 압력 쿠커 또는 압력 밥솥(잡곡 모드)에 취사한다.

미역 오이초무침(2인분)

재료

- 건미역 20g
- 오이 1개
- 양파 1/4개
- 홍고추 1/4개
- 청양고추 1개
- 다진 마늘 1큰술

양념

- 국간장 2큰술
- 식초 3큰술
- 설탕 2큰술
- 통깨 적당량
- 고춧가루 1큰술

조리 과정

1 미역은 가볍게 씻은 뒤 식수에 넣어 푹 퍼질 때까지 불려둔다.

2 양파는 채 썰고, 청양고추와 홍고추는 송송 썰어둔다.

3 오이는 깨끗이 세척 후 반을 자르고 어슷썰기 한다.

4 끓는 물에 미역을 넣고 1분간 데쳐서 찬물로 헹군 뒤 물기를 제거하고 먹기 좋은 크기로 자른다.

5 볼에 미역과 채소, 다진 마늘을 넣고 국간장, 식초, 설탕을 넣어 조물조물 버무린다.

6 통깨를 더해 버무린다(기호에 맞게 고춧가루를 더해도 좋다).

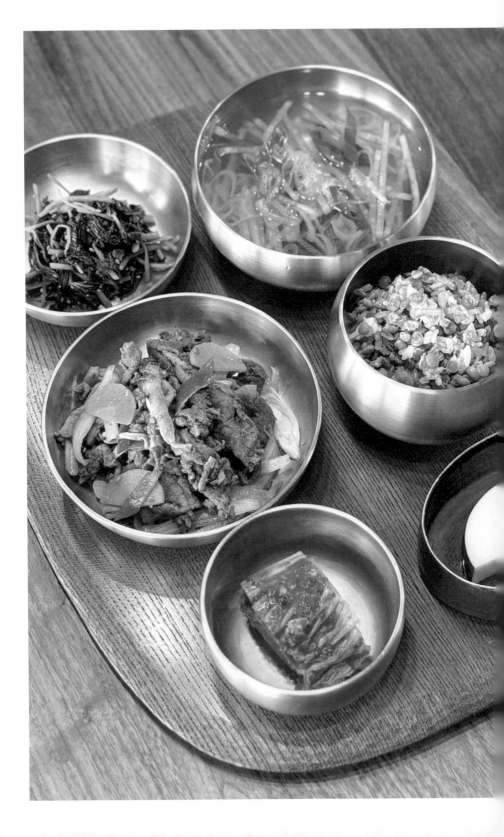

소불고기 버섯볶음 상차림

식단 구성	렌틸콩밥, 저염식 뭇국, 소불고기 버섯볶음, 참나물무침, 배추김치, 사과 한 쪽
영양 성분	**총열량** 696Kcal l **탄수화물** 121.52g l **지방** 10.90g l **단백질** 32.30g

소불고기 버섯볶음(4인분)

재료

- 불고기용 소고기(목심) 300g
- 표고버섯 1개
- 느타리버섯 1팩
- 양파 1/3개
- 당근 1/3개
- 대파 흰 부분 약 6cm

양념

- 진간장 3큰술
- 매실청 3큰술
- 설탕 1큰술
- 참기름 3큰술
- 참깨 2큰술
- 청주 1/2큰술
- 다진 마늘 1/2큰술
- 배 또는 사과 간 것 5큰술
  (시판 배 음료로 대체 가능)
- 후추, 통깨 적당량

조리 과정

1 불고기용 소고기는 5cm 길이로 잘라 준비한다.

2 양파와 당근은 채썰기, 표고버섯은 편썰기 해둔다.

3 느타리버섯의 두꺼운 부분을 길게 찢어준다.

4 제시된 분량의 양념(통깨 제외)을 섞어 만든 양념장에 소고기와 양파, 당근을 넣어 1시간가량 재워둔다.

5 재워놓은 고기를 볶다가 다 익으면 버섯과 대파를 넣어 숨이 죽도록 볶고 통깨로 마무리한다.

렌틸콩밥

재료

- 렌틸콩 48g
- 귀리 24g
- 현미 24g
- 백미 24g

조리 과정

1 재료 전체를 잘 씻어 1시간 이상 불린다.

2 일반적인 밥솥이나 압력 쿠커 또는 압력 밥솥(잡곡 모드)에 취사한다.

저염식 뭇국

재료

- 무 한 토막(3cm)
- 대파 흰 부분 2cm
- 다진 마늘 1큰술
- 청양고추 1/2개
- 홍고추 1/2개
- 건조 다시마(5cm×5cm) 1장

양념

- 국간장 적당량

조리 과정

1 무는 채 썰고 대파, 청양고추, 홍고추도 썰어서 준비한다.

2 건조 다시마를 미온수에 반나절 동안 담가 만든 다시마육수 600ml에 무채를 넣고 끓인다.

3 무가 어느 정도 익으면 다진 마늘과 대파, 청양고추, 홍고추를 순서대로 넣고 국간장으로 간을 맞춘다.

참나물무침(2인분)

- 참나물 150g(손질 후 분량)
- 소금(데침용) 1/2큰술

- 국간장 1/2큰술
- 참기름 1큰술
- 통깨 1큰술

1 참나물은 억센 부분과 시든 부분을 떼어
내어 손질한 뒤 깨끗이 씻어서 준비한다.

2 끓는 물에 소금을 넣고 참나물을 30~40
초간 데친 뒤 찬물로 헹궈 물기를 꼭 짠다.

3 데친 참나물을 먹기 좋은 크기로 잘라서
볼에 담고 국간장, 참기름, 통깨를 넣어 버
무린다.

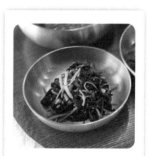

#저속노화식 #한식으로시작

토마토 닭볶음탕 한 상

식단 구성	강황밥, 순두부백탕, 토마토 닭볶음탕, 미니양배추 파프리카볶음, 청경채 겉절이, 물김치
영양 성분	**총열량** 792Kcal ㅣ **탄수화물** 87.78g ㅣ **지방** 26.89g ㅣ **단백질** 58.86g

토마토 닭볶음탕 (4인분)

재료

- 닭 1마리
- 감자 2개
- 당근 1/2개
- 양파 1/2개
- 대파 1대
- 토마토소스 1/2병

양념

- 진간장 4큰술
- 고추장 2큰술
- 고춧가루 1과 1/2큰술
- 설탕 2큰술
- 다진 마늘 1큰술
- 다진 생강 1/4큰술
- 파슬리 가루, 후추 적당량

조리 과정

1 냄비에 닭이 잠길 정도로 물을 넣고 끓으면 물을 버리고 닭을 건져 한 번 씻는다.

2 씻은 닭을 다시 냄비에 담고 제시된 분량의 양념을 넣어 살짝 볶은 다음 물 500ml를 넣고 끓인다.

3 감자, 당근, 양파를 먹기 좋은 크기로 썰어 넣고, 토마토소스를 더해 끓인다.

4 끓기 시작하면 뚜껑을 닫고 10분간 더 끓이다가 대파를 넣어 중불에서 5분가량 더 끓인 후 그릇에 옮겨 담아 파슬리 가루를 뿌린다.

강황밥

재료

- 강황가루 2큰술
- 현미 60g
- 백미 40g
- 찹쌀 20g
- 올리브오일 1큰술

조리 과정

1 재료 전체를 잘 씻고 현미는 1시간 이상 불린다.

2 일반적인 밥솥이나 압력 쿠커 또는 압력 밥솥(잡곡 모드)에 재료를 넣고 올리브오일 1큰술을 넣어 취사한다.

순두부백탕(2인분)

재료

- 순두부 300g
- 애호박 1/4개
- 대파 4~5cm
- 홍고추 1/3개
- 멸치육수 600ml
- 소금 적당량

양념

- 국간장 1큰술
- 액젓 1큰술
- 다진 마늘 1/2큰술
- 설탕 1큰술
- 참기름, 통깨 적당량

조리 과정

1 순두부는 채반 위에 올려두고 소금을 살짝 뿌려 간수를 빼둔다.

2 애호박은 반달 모양으로 썰어두고 홍고추와 대파는 송송 썰어서 준비한다.

3 멸치육수가 끓어오르면 순두부와 애호박을 넣고, 애호박이 익으면 대파와 홍고추를 넣는다.

4 제시된 분량의 양념을 섞어 만든 양념장을 곁들인다.

미니양배추 파프리카볶음 (4인분)

재료

- 미니양배추 10~13개
- 파프리카(빨강/노랑) 각 1/4개
- 양파 1/2개
- 청양고추 1개
- 올리브오일 1/2큰술

양념

- 참기름 1큰술
- 소금, 후추 적당량

조리 과정

1 파프리카와 양파를 미니양배추 크기로 깍둑썰기 한다.

2 프라이팬에 올리브오일을 두르고 소금을 3꼬집가량 넣고 재료들을 볶는다.

3 후추를 조금 뿌리고 마저 볶다가 참기름을 둘러 마무리한다.

청경채겉절이 (2인분)

재료

- 청경채 3개
- 부추 20g
- 양파 1/2개

양념

- 고춧가루 1큰술
- 간장 1큰술
- 매실청 1큰술
- 다진 마늘 1큰술
- 참기름 1큰술

조리 과정

1 청경채는 깨끗이 씻어 물기를 제거한 뒤 뿌리 부분을 정리한다.

2 청경채를 세로로 반 갈라 잎을 한 장씩 떼어내고, 큰 잎은 반으로 찢는다.

3 양파는 얇게 채 썰고, 부추는 3~4cm 길이로 자른다.

4 제시된 분량의 양념을 넣고 가볍게 버무린다.

도가니탕 정식

식단 구성	잡곡밥, 도가니탕, 도토리묵·양념장, 애호박 새우젓볶음, 깍두기
영양 성분	**총열량** 855Kcal ┃ **탄수화물** 80.59g ┃ **지방** 37.72g ┃ **단백질** 67.41g

도가니탕 (6인분)

재료

- 사골뼈 1kg
- 도가니 500g
- 양지 300g
- 대파 적당량

양념

- 소금, 후추 적당량

조리 과정

1 소고기는 찬물에 반나절만 담가 핏물을 뺀다.

2 곰솥에 핏물이 제거된 뼈와 고기를 한소 끔 끓여 불순물을 제거한다.

3 흐르는 물에 뼈와 고기를 모두 헹군 뒤, 다시 곰솥에 넣고 물을 가득 부어 2시간 가량 센불에 끓인다(너무 오래 끓이면 도가 니의 쫀득한 식감이 없어지므로 첫 물은 2시간 미만으로 끓인다).

4 첫번째 삶은 국물을 다른 통에 옮겨둔다.

5 도가니와 양지머리는 먹기 좋게 손질해 따로 정리해둔다.

6 사골만 다시 곰솥에 넣고 새로 물을 받아 2시간가량 더 끓인 후, 이 물에 첫 물을 합쳐 2시간가량 더 끓인다.

7 그릇에 옮겨서 송송 썬 대파를 올리고, 소 금과 후추로 간을 맞춘다(사골국을 찬 곳에 보관하면 위에 기름이 하얗게 굳는데, 이 지방 층을 제거하면 조금 더 맛이 깔끔해진다).

잡곡밥

재료

- 백미 40g
- 찹쌀 30g
- 검정찰현미 10g
- 기장 10g
- 수수 10g
- 적두 20g

조리 과정

1 잡곡은 30분~1시간, 적두는 12시간 이상 불려서 준비한다.

2 일반적인 밥솥이나 압력 쿠커 또는 압력 밥솥(잡곡 모드)에 취사한다.

도토리묵·양념장

재료

- 도토리묵 100g

양념

- 고춧가루 1큰술
- 진간장 1큰술
- 매실청 1/2큰술
- 식초 1큰술
- 참기름 1큰술
- 통깨 1/2큰술

조리 과정

1 도토리묵은 끓는 물에 살짝만 데친 다음 건져 묵칼로 예쁘게 썰어둔다.

2 제시된 분량의 양념을 섞어 양념장을 만든다.

3 썰어둔 묵 위에 양념장을 끼얹는다.

애호박 새우젓볶음 (3인분)

재료

- 애호박 1개
- 양파 1/2개
- 홍고추 1/2개
- 올리브오일

양념

- 새우젓 1큰술
- 다진 마늘 1/2큰술
- 들기름 1큰술
- 통깨 1/2큰술

조리 과정

1 애호박은 반달썰기, 양파는 채썰기 하고 홍고추는 송송 썰어 준비한다.

2 프라이팬에 올리브오일을 두르고 양파와 애호박을 넣고 센불에 볶는다.

3 새우젓과 다진 마늘을 넣고 뒤적인 다음 불을 끄고 들기름, 통깨로 마무리한다.

단호박 계란찜 한 상

식단 구성	장국죽, 단호박 계란찜, 그린빈스 견과볶음, 열무김치
영양 성분	**총열량** 927Kcal l **탄수화물** 104.60g l **지방** 41.77g l **단백질** 32.74g

단호박 계란찜(3인분)

재료

- 미니단호박 1개
- 계란 2개
- 당근 1/15개
- 대파 2cm
- 소금 적당량

조리 과정

1 단호박은 깨끗이 씻은 뒤 전자레인지에 2분 돌린다.

2 뚜껑으로 쓸 수 있도록 단호박 윗부분을 자르고 속은 전부 파낸다.

3 볼에 계란을 풀고 당근, 대파를 잘게 다져 넣고 물을 조금 섞는다.

4 계란물을 단호박 안에 넣고 단호박 뚜껑을 덮는다.

5 예열된 찜기에 단호박을 넣고 25~30분간 찐다.

6 찐 단호박을 꺼내 먹기 좋은 크기로 자른다.

장국죽

재료

- 현미 30g
- 귀리 30g
- 백미 40g
- 국거리용 소고기 50g
  (다짐육도 가능)
- 건표고버섯 10g
- 대파 흰 부분 3cm

양념

- 다진 마늘 1큰술
- 참기름 1큰술
- 간장 1큰술
- 통깨, 소금, 국간장 적당량

조리 과정

1 현미, 귀리, 백미는 잘 씻어서 30분~1시
  간가량 불려둔다.

2 소고기는 물에 씻은 후 핏물을 제거한다.

3 소고기를 담은 볼에 송송 썬 대파와 제시
  된 분량의 양념을 넣고 버무린 다음 5분
  간 둔다.

4 건표고버섯은 물에 불린 다음 잘게 다진다.

5 기름을 두르지 않은 팬에 양념해둔 소고
  기를 볶다가 고기가 익으면 다진 표고버
  섯을 넣고 같이 볶는다.

6 불린 쌀과 잡곡을 고기, 버섯과 같이 쌀
  알이 투명해질 때까지 볶는다.

7 냄비에 물 600㎖를 넣고 약불로 끓이다가
  물이 반쯤 줄어들면 주걱으로 저어준다.

8 약간 묽은 정도일 때 불을 끄고 부족한
  간은 국간장과 소금으로 맞춘다.

그린빈스 견과볶음

재료

- 그린빈스 60g
- 견과류(아몬드/호두 각 10g)
- 올리브오일 1큰술
- 소금 적당량

조리 과정

1 깨끗이 세척한 그린빈스를 먹기 좋은 크기로 자르고, 견과류도 먹기 좋은 크기로 부숴둔다.

2 올리브오일을 두른 팬에 그린빈스와 견과류를 볶는다.

3 간이 약하면 소금을 약간 뿌린다.

한방 돼지갈비찜 한 상

식단 구성	기장밥, 아욱된장국, 한방 돼지갈비찜, 모듬 채소숙회, 미나리 무생채, 백김치
영양 성분	**총열량** 801Kcal I **탄수화물** 132g I **지방** 25g I **단백질** 40.50g

한방 돼지갈비찜(4인분)

재료

- 돼지갈비용 고기 1kg
- 당근 1/2개
- 표고버섯 4개
- 깐 밤 4개
- 대파 1대
- 양파 1/2개
- 소주 3큰술

양념

- 다진 생강 1큰술
- 다진 마늘 1큰술
- 간장 1/2컵
- 배 1/2개
- 쌍화탕 1병
- 매실액 1큰술
- 통깨 적당량

조리 과정

1 돼지갈비용 고기는 물에 1시간가량 담가 둬 핏물을 제거한다.

2 고기를 담은 냄비에 고기가 잠길 정도의 물과 제시된 분량의 소주를 부어 살짝 삶는다.

3 삶아서 건져낸 고기에 양념이 잘 스미도록 칼집을 넣는다.

4 고기를 다시 냄비에 담고 당근과 표고버섯, 깐 밤, 대파, 양파를 넣고 다진 마늘과 다진 생강을 올린다.

5 믹서에 배를 간 다음 여기에 쌍화탕, 간장, 매실액을 섞어 고기를 담은 냄비에 넣는다.

6 물 600ml를 넣고 뚜껑을 연 상태로 10분간 센불에 끓인 다음 중불로 줄여 양념이 진득해질 때까지 끓인다. 완성된 요리를 그릇에 담아 통깨를 적절히 뿌려준다.

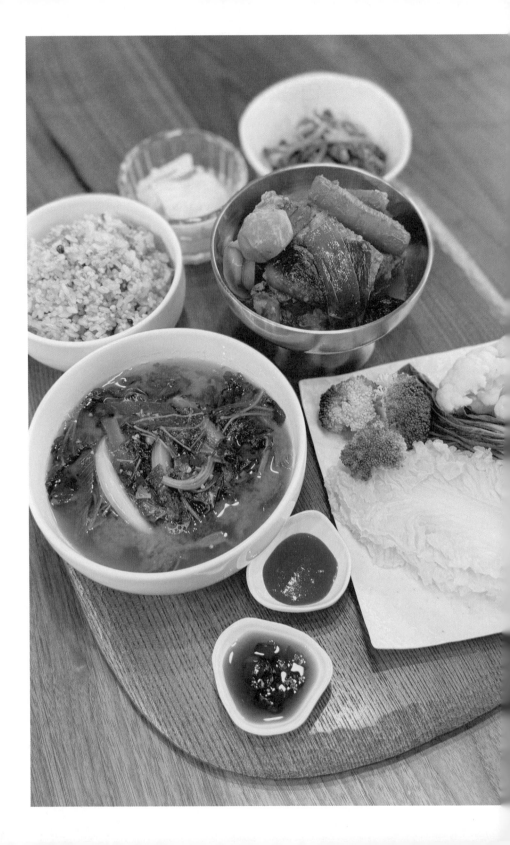

기장밥

- 백미 50g
- 찹쌀 30g
- 수수 10g
- 기장 30g

1 전체 재료를 잘 씻어 30분~1시간가량 불린다.

2 일반적인 밥솥이나 압력 쿠커 또는 압력 밥솥(잡곡 모드)에 취사한다.

모듬 채소숙회

- 청경채 2개
- 알배기배추 1/2통
- 브로콜리 1/2개
- 콜리플라워 1/2개

- 피시소스 3큰술
- 물 2큰술
- 레몬즙 1과 1/2큰술
- 설탕 1큰술
- 다진 마늘 1/2큰술
- 청양고추 적당량
- 홍고추 적당량

1 각 채소를 깨끗하게 씻고, 먹기 좋은 크기로 잘라 찜기에 올려 5분간 찐다.

2 초고추장, 피시소스 등 기호에 맞는 소스를 곁들인다.

아욱된장국(2인분)

재료

- 아욱 160g
- 양파 1/2개
- 대파 1/5대
- 멸치육수 또는 쌀뜨물 700ml

양념

- 된장 2큰술
- 다진 마늘 1/2큰술

조리 과정

1 손질한 아욱을 풋내가 나지 않도록 으깨듯이 씻는다.

2 양파는 채썰기, 대파는 어슷썰기 한다.

3 준비한 육수에 된장을 풀고 다진 마늘을 넣어 잘 저어준 다음 아욱을 넣는다.

4 국을 한소끔 끓인 다음 양파와 대파를 넣어 5분 더 끓인다.

미나리 무생채

재료

- 무 30g
- 미나리 10g
- 소금(절임용) 1/2큰술

양념

- 고춧가루 1큰술
- 매실청 1큰술
- 액젓 1/2큰술
- 통깨 1큰술

조리 과정

1 무는 채로 썬 다음 소금을 뿌려 10분간 절여 준비한다.

2 미나리는 깨끗이 세척 후 5cm 크기로 썰어둔다.

3 절임 무에서 나온 물은 버리고, 미나리를 넣어 섞는다.

4 고춧가루로 무치고 매실청과 액젓으로 간을 맞춘 후 통깨로 마무리한다.

연어스테이크 정식

식단 구성	표고 은행밥, 바지락 뭇국, 연어스테이크, 아스파라거스 토마토볶음, 숙주 나물무침, 배추김치
영양 성분	**총열량** 869Kcal l **탄수화물** 358.14g l **지방** 289.68g l **단백질** 63.50g

연어스테이크 (2인분)

재료

- 생연어 240g

시즈닝

- 올리브오일 2와 1/2큰술
- 허브솔트, 후춧가루 적당량

조리 과정

1 키친타월로 생연어 표면의 수분을 닦는다.

2 연어의 양쪽 면에 허브솔트와 후춧가루를 적당히 뿌린 다음 올리브오일을 끼얹고 펴 바른다.

3 달군 팬에 시즈닝해둔 연어를 굽는다.

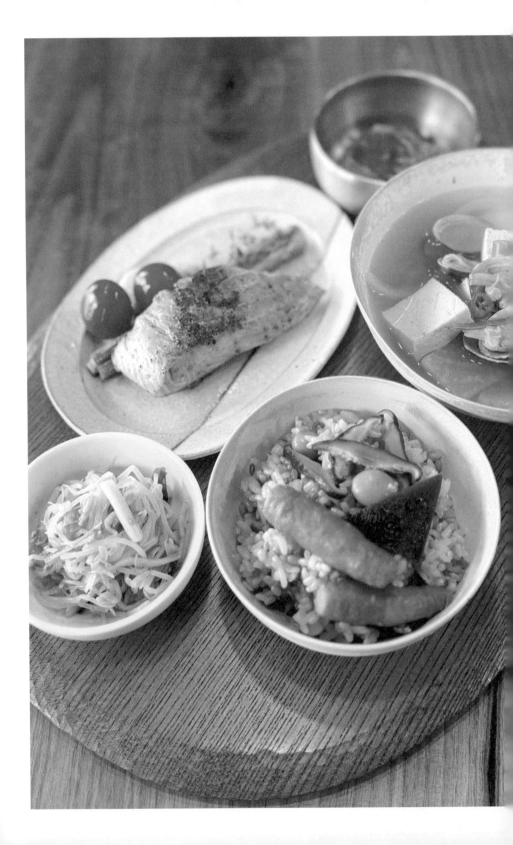

표고 은행밥

- 백미 50g
- 현미 50g
- 건조 표고버섯 15g
- 은행 10알
- 다시마(5cm×5cm) 1장
- 당근 1/5개

양념

- 쪽파(또는 달래) 10g
- 간장 3큰술
- 다진 마늘 1큰술
- 참기름 1큰술
- 통깨 1큰술
- 물 2큰술

조리 과정

1 현미와 백미를 잘 씻어 1시간 정도 충분히 불려 준비한다.

2 건조 표고버섯은 씻어서 찬물에 20분간 불려 준비한다. 표고버섯 우린 물은 밥 지을 때 넣기 위해 따로 모아둔다.

3 불린 쌀, 현미, 표고 우린 물, 다시마를 넣고 표고버섯, 은행 10알, 당근을 냄비에 담아 센불에 익힌다.

4 센불에 10분, 약불에 5~6분 끓인 뒤 뜸을 들인다.

5 송송 썬 쪽파 또는 달래에 제시된 분량의 양념을 섞은 양념장을 곁들인다.

아스파라거스 토마토볶음

재료

- 아스파라거스 3대
- 방울토마토 5개
- 올리브오일 2큰술
- 통마늘 3알

양념

- 소금 적당량

조리 과정

1 아스파라거스는 지저분한 끝부분을 잘라내고 거친 아래쪽 껍질은 감자칼로 벗겨내 손질해 얇은 부분을 사용한다.

2 팬에 올리브오일을 두르고 방울토마토와 통마늘을 넣어 볶다가 1~2분 후 아스파라거스를 넣고 약간의 소금 간으로 마무리한다.

3 연어스테이크에 곁들어 먹는다.

바지락 뭇국

재료

- 바지락 150g
- 멸치다시마 육수 700ml
- 무 한 토막(4cm)
- 양파 1/10개
- 대파 2cm
- 두부 20g
- 청양고추 1개
- 소금 적당량

조리 과정

1 바지락은 찬물에 30분가량 담가 해감해 두고 멸치와 다시마로 육수를 낸다(237쪽 참고).

2 양파는 채썰기, 무는 얇게 깍둑썰기 하고 대파와 청양고추는 송송 썰어둔다.

3 육수에 바지락과 채소를 넣어 5~6분가량 끓이며 중간중간 거품을 걷어낸다.

4 채소가 익으면 두부를 넣고 소금 간으로 마무리한다.

숙주나물무침

재료

- 숙주나물 120g
- 쪽파 또는 데친 미나리 1대
- 소금(데침용) 1/2큰술

양념

- 다진 마늘 1/5큰술
- 액젓 1/2큰술
- 참기름, 소금, 통깨 적당량

조리 과정

1 끓는 물에 소금을 넣고 숙주를 삶는다. 숙주는 금방 익기 때문에 한 번 뒤적인 다음 끓어오르면 불을 끈다.

2 건져낸 숙주는 찬물로 재빨리 헹구고 물기를 짜서 볼에 담는다.

3 쪽파 또는 데친 미나리를 송송 썰어 넣고, 다진 마늘과 액젓, 참기름을 넣어 조물조물 무친다. 부족한 간은 소금으로 맞추고 통깨를 뿌려 마무리한다.

콩비지찌개 정식

식단 구성	완두콩밥, 콩비지찌개, 알감자조림, 건새우 마늘쫑볶음, 토마토카프레제
영양 성분	총열량 722Kcal ㅣ 탄수화물 110.29g ㅣ 지방 19.84g ㅣ 단백질 34.81g

콩비지찌개(2인분)

재료

- 배추김치 80g
- 콩비지 100g
- 돼지고기 다짐육 50g
- 대파 1/5대
- 김칫국물 25ml
- 멸치육수 800ml

양념

- 들기름 1/2큰술
- 새우젓 적당량

조리 과정

1 돼지고기는 키친타월에 올려 핏물을 빼고 김치, 대파는 송송 썰어둔다.

2 냄비에 들기름을 두르고 돼지고기와 배추김치를 볶는다.

3 고기의 겉면이 익으면 멸치육수와 김칫국물을 넣고 센불에 끓인다. 팔팔 끓으면 중불로 줄여 10분가량 더 끓인다.

4 콩비지를 넣고 5분 더 끓인 뒤 새우젓으로 간을 하고 대파를 넣어 한소끔 더 끓인다.

알감자조림 (2인분)

재료

- 알감자 4~5개
- 물 또는 멸치육수 500ml

양념

- 간장 3큰술
- 설탕 1큰술
- 참기름 1큰술
- 꿀 1큰술
- 통깨 적당량

조리 과정

1 흙이 묻은 알감자는 껍질을 벗기지 않고 물로 깨끗이 씻은 뒤 젓가락이 쏙 들어갈 만큼(20~25분)만 삶는다.

2 제시된 분량의 양념(꿀, 통깨 제외)을 섞어 양념장을 만든다.

3 알감자에 물 또는 멸치육수와 양념장을 넣어 센불에 졸이다가 중불로 줄이고 가끔 저어주며 끓인다.

4 거의 졸아들면 윤기가 나도록 꿀 1큰술을 넣고 통깨를 올려 마무리한다.

토마토카프레제

재료

- 토마토 1개
- 생모짜렐라치즈 60g
- 어린잎채소 10g

드레싱

- 발사믹식초 2큰술
- 올리브오일 2큰술
- 꿀 1큰술
- 레몬즙 1/2큰술
- 소금 1꼬집
- 후추 적당량

조리 과정

1 세척한 토마토의 꼭지를 제거한 뒤 반으로 자르고 0.7cm가량의 두께로 슬라이스한 뒤 키친타월로 물기를 살짝 닦아둔다.

2 생모짜렐라치즈를 토마토와 비슷한 두께로 잘라 토마토와 치즈를 번갈아가며 가지런히 놓는다.

3 제시된 분량의 재료를 섞어 발사믹드레싱을 만든다.

4 접시 위에 토마토와 치즈를 켜켜이 놓고 어린잎채소를 올린 후 전체적으로 발사믹드레싱을 뿌린다.

완두콩밥

재료

- 백미 50g
- 찹쌀 30g
- 차조 20g
- 완두콩 20g

조리 과정

1 재료 전체를 잘 씻어 30분~1시간가량 불린다.

2 일반적인 밥솥이나 압력 쿠커 또는 압력 밥솥(잡곡 모드)에 취사한다.

건새우 마늘쫑볶음 (2인분)

재료

- 건새우 50g
- 마늘쫑 100g
- 소금(데침용) 1/2큰술

양념

- 간장 2큰술
- 설탕 1/2큰술
- 청주 1큰술
- 올리브오일 1큰술
- 꿀 1큰술
- 참기름, 통깨 적당량

조리 과정

1 마늘쫑은 꽃대 부분과 지저분한 앞쪽 끝부분을 살짝 잘라 손질한 다음 먹기 좋은 크기로 자르고 깨끗이 세척한다.

2 끓는 물에 소금 1/2큰술을 넣고 마늘쫑을 넣어 20~30초간 데친다.

3 찬물로 헹군 후 체에 올려 물기를 제거한다.

4 건새우는 마른 팬에 올려 중약불에서 수분을 날리듯 살짝 볶아 비린 맛을 없애고 바삭한 식감은 살린다. 볶은 건새우의 부스러기를 털어낸다.

5 팬에 마늘쫑을 넣고 제시된 분량의 양념(꿀, 참기름, 통깨 제외)을 넣어 볶다가 양념이 절반가량 졸아들면 건새우를 더해 같이 볶는다.

6 불을 끄고 마지막으로 꿀 1큰술을 둘러 윤기를 더해주고 참기름, 통깨를 뿌려 마무리한다.

조기구이 한 상

식단 구성	톳전복 현미귀리밥·양념장, 청국장, 조기구이, 콩나물무침, 백김치
영양 성분	**총열량** 1,028Kcal | **탄수화물** 102.27g | **지방** 31.52g | **단백질** 77.97g

톳전복 현미귀리밥·양념장

재료

- 현미 40g
- 귀리 30g
- 백미 30g
- 올리브오일 1큰술
- 전복 2미
- 육수 또는 물 2컵

내장볶음용

- 톳 15g
- 참기름 2큰술
- 청주 1큰술
- 쯔유 1과 1/2큰술

조리 과정

1 현미, 귀리는 1시간 이상 충분히 불린다.

2 전복은 솔로 흐르는 물에서 깨끗이 닦은 후 10초간 끓는 물에 데쳐 숟가락으로 전복 껍데기와 살을 분리한다.

3 전복 이빨 부분은 가위로 자르고 손으로 밀어내 하얀 실 부분을 제거하고, 내장은 살과 분리한다. 내장에서 살짝 튀어나온 부분을 제거한 뒤 잘게 다져 준비한다.

4 솥에 참기름과 다진 내장, 청주를 넣어 약불에 살짝 볶다가 톳, 참기름, 쯔유를 넣고 재료들이 고루 섞이도록 2분간 볶는다.

5 현미, 귀리, 백미를 넣은 냄비에 육수 또는 물을 붓고 중강불에서 물이 바글바글 끓어오르면, 주걱으로 바닥이 눌어붙지 않게 저어주고 올리브오일을 넣는다.

6 물이 줄어들면 불을 약불로 줄이고 편으로 썰어놓은 전복을 넣는다.

7 뚜껑을 덮어 10분간 밥을 지은 뒤 불을 끄고 10분간 뜸을 들인다.

8 쪽파(또는 달래) 양념장(265쪽)을 곁들인다.

청국장(2인분)

재료

- 청국장 200g
- 무 20g
- 애호박 1/4개
- 두부 1/2모
- 대파 1/5개
- 청양고추 1개
- 멸치육수 800ml
- 신김치 150g

양념

- 다진 마늘 1큰술

조리 과정

1 무는 나박썰기, 애호박은 반달썰기, 대파와 청양고추는 어슷썰기, 두부는 깍둑썰기 한다.

2 신김치는 속을 턴 뒤 먹기 좋은 크기로 자른다.

3 멸치육수에 무를 넣고 끓이다가 무가 약간 투명해지면 김치를 넣는다.

4 김치가 부드럽게 익으면 두부와 애호박을 넣고 끓이다가 청국장을 넣는다.

5 국물이 걸쭉해지면 다진 마늘과 대파, 청양고추를 넣고 보글보글 끓인다.

조기구이

재료

- 조기 1마리
- 올리브오일 2큰술
- 굵은소금 적당량

조리 과정

1 조기는 지느러미와 내장, 비늘을 손질한 후 흐르는 물에 깨끗이 씻는다.

2 손질한 조기에 굵은소금을 뿌려 10~20분 가량 간이 배도록 놓아둔다.

3 간이 밴 조기는 흐르는 물에 한 번 씻어 키친타월로 물기를 제거한 다음 프라이팬에 올리브오일을 둘러 앞뒤로 골고루 노릇하게 굽는다.

콩나물무침 (2인분)

재료

- 콩나물 100g
- 소금(데침용) 1/2큰술

양념

- 국간장 1/3큰술
- 소금 1/3큰술
- 참기름 1/2큰술
- 깨소금 1/3큰술
- 다진 마늘 1/3큰술
- 다진 파 1큰술

조리 과정

1 콩나물은 다듬어 손질하고 흐르는 물에 흔들어가며 세척한다.

2 끓는 물에 소금을 넣고 콩나물을 3분가량 삶은 뒤 찬물로 헹군다.

3 물기를 제거한 콩나물을 볼에 담고 제시된 분량의 양념을 넣어 고루 버무린다.

오리불백 정식

식단 구성	옥수수 귀리밥, 우뭇가사리 콩국, 오리불백·부추무침, 청양 가지무침, 쪽파 김치
영양 성분	**총열량** 783Kcal	**탄수화물** 99.31g	**지방** 34.05g	**단백질** 45g

오리불백·부추무침(2인분)

재료

- 오리 슬라이스 500g
- 양파 1개
- 통마늘 10알
- 대파 1대
- 청양고추 2개
- 깻잎 20g
- 부추 50g

오리불백 양념

- 간장 2와 1/2큰술
- 청주 2와 1/2큰술
- 설탕 1/2큰술
- 된장 1/2큰술
- 들깻가루 2큰술
- 후추 적당량

부추무침 양념

- 간장 1/2큰술
- 고춧가루 1큰술
- 액젓 1/2큰술
- 식초 1큰술
- 설탕, 참기름, 통깨 적당량

오리불백 조리 과정

1 오리 슬라이스 500g을 볼에 담고 제시된 분량의 양념(들깻가루 제외)을 넣어 버무린다.

2 양파 1/2개를 채 썰고, 통마늘 4~5알은 편으로 썬다.

3 대파와 청양고추를 송송 썰어 볼에 담는다.

4 양념된 오리고기와 2,3의 채소를 잘 버무린 후 3~4시간 숙성시킨 뒤 달군 팬에 올려 볶는다.

5 오리고기 자체에서 지방이 나오므로 따로 기름을 두르지 않아도 되며, 고기가 다 익으면 깻잎 10장 정도를 잘라 올리고 들깻가루 2큰술을 넣어 기름기가 어느 정도 없어질 때까지 볶는다.

부추무침 조리 과정

1 양파는 가늘게 채 썰고, 부추는 4cm 길이로 자른다.

2 제시된 분량의 재료로 양념장을 만든다.

3 부추와 양파에 양념장을 넣어 버무린다.

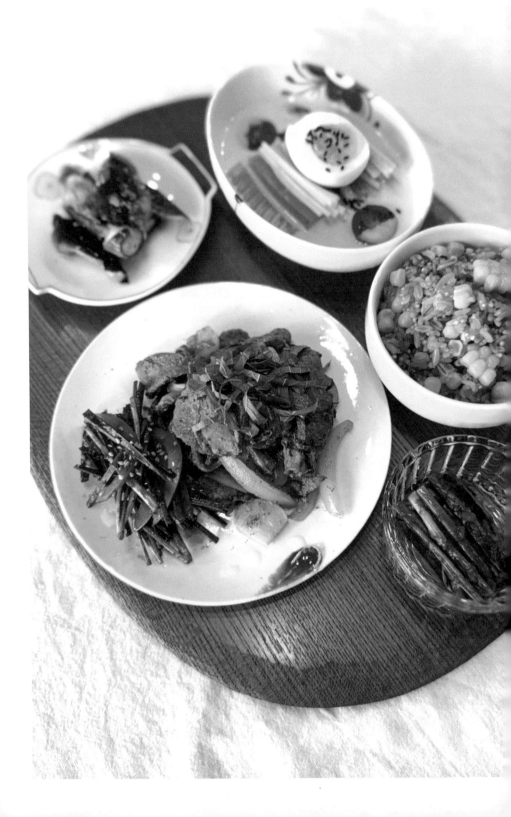

우뭇가사리 콩국

재료

- 시판 콩국물 500ml
- 우뭇가사리 80g
- 오이 1/4개
- 삶은 계란 1/2개
- 방울토마토 2개
- 소금 적당량

조리 과정

1 우뭇가사리는 깨끗이 씻어서 준비한다.

2 오이는 채 썰고, 삶은 계란은 절반으로 자른다.

3 방울토마토도 반으로 잘라 준비한다.

4 우뭇가사리를 그릇에 담고, 오이, 계란, 방울토마토 고명을 올린 후 콩국물을 붓는다.

5 입맛에 따라 소금을 조금씩 넣으며 간을 맞춘다.

쪽파김치(4인분)

재료

- 쪽파 200g
- 참치액젓 20ml

양념

- 양파 1/4개
- 배 1/4개
- 새우젓(건더기) 1/2큰술
- 매실청 1큰술
- 간 생강 1/2작은술
- 고춧가루 2큰술

조리 과정

1 쪽파에 묻은 흙을 제거하고 깨끗이 세척한다.

2 큰 볼에 쪽파를 담고 하얀 줄기 부분에 간이 잘 배도록 액젓을 붓는다.

3 제시된 분량의 양념(고춧가루 제외)을 믹서로 간 다음 고춧가루를 넣어 고춧가루가 불어나도록 한다.

4 액젓에 20분가량 절인 쪽파에 3의 양념을 넣고 고루 버무린다.

옥수수 귀리밥

재료

- 백미 40g
- 귀리 40g
- 수수 10g
- 퀴노아 10g
- 옥수수알 20g

조리 과정

1 재료 전체를 잘 씻어 30분~1시간가량 불린다.

2 일반적인 밥솥이나 압력 쿠커 또는 압력밥솥(잡곡 모드)에 취사한다.

청양 가지무침(4인분)

재료

- 가지 2개

양념

- 국간장 1/2큰술
- 액젓 1큰술
- 매실청 1/2큰술
- 다진 마늘 1/2큰술
- 참기름 1큰술
- 통깨 1/2큰술
- 청양고추 1개(다져서 준비)

조리 과정

1 가지는 먹기 좋은 크기로 자른 뒤 찜기에서 3분간 쪄서 준비한다.

2 쪄낸 가지를 볼에 담고 한 김 식힌 뒤 제시된 분량의 양념을 섞어 만든 양념장을 넣어 살살 버무린다.

간장 두부조림 정식

식단 구성	퀴노아 병아리콩밥, 사골 우거짓국, 간장 두부조림, 쌈다시마·초장, 배추 김치
영양 성분	**총열량** 704Kcal I **탄수화물** 98g I **지방** 20.62g I **단백질** 29.42g

간장 두부조림(2인분)

재료

- 두부 2/3모
- 대파 흰 부분 2cm
- 올리브오일 2큰술

양념

- 간장 2큰술
- 물 1큰술
- 청주 1/2큰술
- 다진 마늘 1/2큰술
- 설탕 1큰술
- 참기름 1/2큰술
- 후추, 소금, 통깨 적당량

조리 과정

1 두부는 먹기 좋은 크기로 잘라 키친타월 이나 면보로 물기를 제거한 뒤 소금, 후추 로 간한다.

2 대파는 송송 썰어 작은 볼에 담고 제시된 분량의 양념을 섞어 만든 양념장과 혼합 한다.

3 팬에 올리브오일을 두르고 두부를 올려 노릇하게 굽고, 앞뒤로 고루 익으면 준비 된 양념장을 끼얹어 약불에 조린다.

퀴노아 병아리콩밥

- 백미 30g
- 곤약쌀 20g
- 퀴노아 50g
- 병아리콩 20g

1 병아리콩은 깨끗한 물에 씻고 볼에 담아 상온에서 12시간가량 불리고, 나머지 잡곡은 30분~1시간가량 불린다.

2 일반적인 밥솥이나 압력 쿠커 혹은 압력 밥솥(잡곡 모드)에 취사한다.

사골 우거짓국

- 사골육수는 도가니탕(253쪽)과 동일
- 무청시래기 60g
- 대파 10g
- 청양고추 1개

- 집된장 1/2큰술
- 들기름 1큰술
- 다진 마늘 1/2큰술
- 국간장 1/2큰술
- 들깻가루 2큰술

1 무청시래기는 씻어서 물기를 꼭 짜고 먹기 좋은 크기로 자른다.

2 청양고추와 대파는 송송 썰어 준비한다.

3 제시된 분량의 양념(들깻가루 제외)을 무청시래기에 넣고 버무린다.

4 냄비에 양념된 무청시래기를 넣고 사골육수를 4~5큰술 넣어 눌어붙지 않게 중불에서 2~3분간 볶는다.

5 볶은 시래기에 들깻가루, 사골육수를 붓고 한소끔 끓인다. 시래기가 익으면 대파, 청양고추를 넣고 한소끔 더 끓인다(청양고추는 기호에 따라 가감한다).

오징어 채소볶음 정식

식단 구성	현미 밤밥, 콩나물 뭇국, 오징어 채소볶음, 표고버섯 곤약조림, 모듬쌈·우렁 강된장, 나박김치
영양 성분	**총열량** 810Kcal ǀ **탄수화물** 125.40g ǀ **지방** 22g ǀ **단백질** 34g

오징어 채소볶음(2인분)

재료

• 오징어 1마리
• 양파 1/2개
• 양배추 20g
• 대파 2~3cm
• 당근 1/15개
• 참기름 1큰술
• 통깨 1큰술
• 올리브오일 1큰술

양념

• 고추장 1/2큰술
• 고춧가루 2큰술
• 설탕 1큰술
• 간장 2큰술
• 다진 마늘 1큰술
• 후추 적당량

조리 과정

1 오징어는 내장을 제거하고 마른 키친타월을 이용해 껍질을 벗긴 후, 격자 모양으로 칼집을 낸 다음 잘라둔다.

2 양파, 당근, 양배추는 채 썰고 대파는 큼직하게 썰어둔다.

3 제시된 분량의 양념을 섞어 양념장을 만든다.

4 달군 팬에 올리브오일을 두른 후 센불에 대파부터 볶아 파기름을 낸 다음, 오징어를 먼저 넣고 볶다가 오징어가 어느 정도 익으면 준비한 채소를 넣고 같이 볶는다.

5 채소가 적당히 익으면 양념장을 넣고 센불에 빨리 볶아낸다.

6 불을 끄고 참기름과 통깨를 넣어 한 번 섞어준다.

현미 밤밥

- 현미 50g
- 귀리 30g
- 찹쌀 20g
- 깐 밤 20g
- 올리브오일 1큰술

1 현미와 귀리는 잘 씻어 1시간 이상 불린다.

2 불린 현미와 귀리에 찹쌀, 깐 밤, 올리브 오일을 넣어 물을 맞춘다.

3 일반적인 밥솥이나 압력 쿠커 또는 압력 밥솥(잡곡 모드)에 취사한다.

표고버섯 곤약조림(2인분)

- 표고버섯 5개
- 곤약 30g
- 통마늘 5알
- 다시마(5cm×5cm) 1장
- 대파 흰 부분 3~4cm
- 양파 1/6개

- 간장 5큰술
- 설탕 1큰술
- 꿀 1큰술
- 참기름, 통깨 적당량

1 표고버섯은 밑동을 떼어낸 다음 4등분한다. 이때 밑동은 버리지 않고 깨끗이 씻는다.

2 곤약도 표고버섯과 비슷한 크기로 잘라 준비한다.

3 물 180ml에 간장과 설탕을 넣고 통마늘, 양파, 대파, 다시마를 넣어 끓인다.

4 양념 국물이 끓으면 곤약을 먼저 넣어 끓여주고 1~2분 뒤 표고버섯도 넣어 같이 끓인다.

5 끓이면서 국물을 내기 위해 넣은 다시마, 대파, 양파를 건져낸다. 물이 어느 정도 졸아들면 꿀 1큰술을 넣는다.

6 국물이 자작해지면 불을 끄고 참기름과 통깨로 마무리한다.

콩나물 뭇국 (2인분)

- 콩나물 100g
- 무 한 토막(2~3cm)
- 대파 2cm

양념

- 멸치 다시마육수 600ml
- 새우젓 1/2큰술
- 다진 마늘 1/2큰술
- 소금 적당량

조리 과정

1 콩나물은 손질 후 깨끗이 씻어서 준비한다.

2 무는 나박썰기 하고 대파는 송송 썰어 준비한다.

3 멸치, 다시마로 육수를 낸 다음(237쪽) 콩나물과 무를 넣고 뚜껑을 덮지 않은 채로 (비린내 방지) 끓인다.

4 콩나물의 숨이 어느 정도 죽으면 새우젓과 소금으로 간을 하고 송송 썬 대파를 넣어 한소끔 더 끓인다.

모듬쌈·우렁 강된장 (2인분)

재료

- 상추, 깻잎, 케일 각 5~10장
- 우렁이살 2큰술
- 된장 2큰술
- 고추장 2/3큰술
- 양파 1/10개
- 표고버섯 1/2개
- 호박 1/10개
- 두부 1/10모
- 대파 흰 부분 2cm
- 청양고추 1/4개
- 다진 마늘 1/2큰술
- 멸치 2개
- 올리브오일 1큰술

조리 과정

1 우렁이살은 밀가루로 깨끗이 씻는다.

2 쌈채소를 제외한 모든 재료를 잘게 다지고 두부는 으깨둔다.

3 프라이팬에 올리브오일을 두른 후 제시된 분량의 다진 마늘, 대파, 양파를 넣고 볶다가 표고버섯, 호박, 청양고추를 넣어 볶아준다.

4 채소가 어느 정도 익으면 된장과 고추장을 넣어 같이 볶다가 물 1컵을 넣어 보글보글 끓인다.

5 끓으면 으깬 두부와 다진 멸치를 넣고 1~2분 더 끓인다.

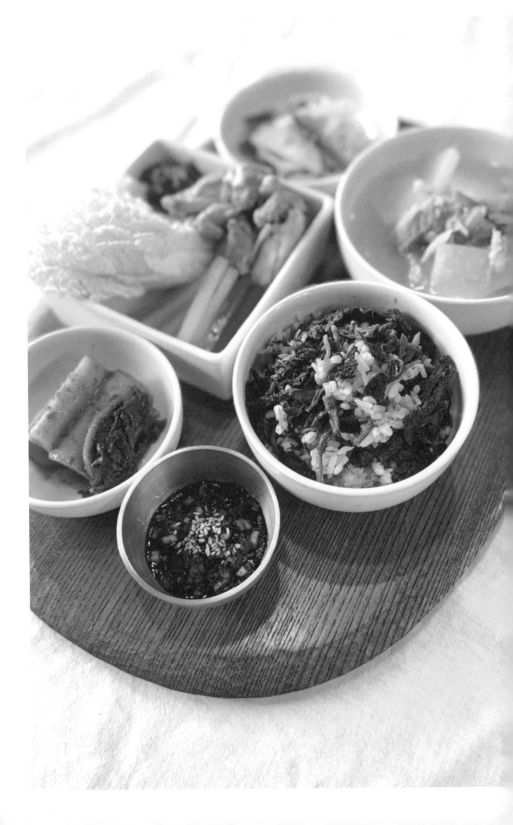

닭보쌈 한 상

식단 구성	곤드레보리밥·양념장, 황탯국, 닭보쌈, 삼색 겨자무침, 총각김치
영양 성분	**총열량** 766Kcal I **탄수화물** 113.84g I **지방** 23.45g I **단백질** 45.33g

닭보쌈 (2인분)

재료

- 닭다리살 300g
- 우유 180ml
- 당근 1/4개
- 양파 1/3개
- 대파 1대
- 파프리카(빨강/노랑) 각 1/2개
- 알배기배추 100g

양념

- 청주 1큰술
- 간장 2큰술
- 쌈장 20g

조리 과정

1 닭다리살을 우유에 15분가량 재운 후 씻은 다음 물기를 뺀다.

2 파프리카와 당근은 채 썰고 알배기배추는 먹기 좋은 쌈 크기로 잘라둔다. 대파는 길쭉하게 썰어둔다.

3 믹서에 양파와 물을 조금 넣어 갈아둔다.

4 간장과 청주, 간 양파를 닭다리살에 넣고 버무린다.

5 버무린 닭다리살을 팬에 담고 길쭉하게 썰어놓은 대파를 함께 넣어 푹 삶는다.

6 삶은 닭고기를 살짝 식힌 후 먹기 좋게 썬다.

7 접시에 고기를 담고 채 썰어둔 파프리카와 당근, 알배기배추를 같이 놓는다.

8 알배기배추에 닭보쌈과 채소를 얹고 쌈장을 곁들여 먹는다.

곤드레보리밥·양념장

재료

- 보리 45g
- 백미 35g
- 찹쌀 20g
- 곤드레나물 40g
- 꽃소금 1/2큰술
- 들기름 1큰술

조리 과정

1 곤드레나물은 씻어서 살짝 데친 후 먹기 좋은 크기로 자르고, 소금과 들기름을 넣어 조물조물 무친다.

2 30분 이상 불린 보리와 잘 씻은 찹쌀, 백미에 곤드레나물을 얹고 일반적인 밥솥이나 압력 쿠커 또는 압력밥솥(잡곡 모드)에 취사한다.

3 완성된 곤드레밥에 쪽파(또는 달래) 양념장(265쪽)을 넣어 비빈다.

황탯국 (2인분)

재료

- 황태포 1마리
- 대파 2~3cm
- 무 한 토막(2cm)
- 들기름 1큰술
- 소금 1/3큰술
- 후추 적당량

조리 과정

1 머리, 뼈, 껍질을 제거한 황태포를 적당한 크기로 찢어 물에 살짝 불린다.

2 무는 나박썰기 하고 대파는 송송 썰어 준비한다.

3 냄비에 들기름을 두르고 무를 넣어 볶다가 황태포를 더해 같이 볶은 뒤 물을 부어 20분가량 끓인다.

4 국물이 뽀얗게 변하면 대파를 넣고 1~2분 더 끓인다.

5 소금과 후추로 간을 맞춘다.

삼색 겨자무침

재료

- 콩나물 30g
- 오이 1/10개
- 파프리카(빨강/노랑) 각 1/2개
- 소금, 통깨 적당량

겨자소스

- 식초 2큰술
- 매실청 3큰술
- 연겨자 1/2큰술
- 다진 마늘 1작은술

조리 과정

1 콩나물은 데쳐서 찬물에 씻어 물기를 짠 다음 살짝 소금 간을 한다.

2 오이는 어슷하게 반달 모양으로 썰고 파프리카는 채를 썬다.

3 제시된 분량의 재료로 겨자소스를 만든다.

4 볼에 콩나물, 오이, 파프리카를 넣고 겨자소스를 부어 가볍게 버무린다.

5 접시에 담고 통깨를 뿌려 마무리한다.

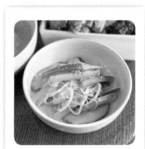

#채소는기본 #여름에도저속노화

에필로그

당신의 다음 한 끼가
선순환의 시작이다

이 책의 초고를 마무리한 뒤 얼마 되지 않았을 때다. 아버지의 생신 즈음하여 오랜만에 가족들이 본가에 모여 저녁식사를 하게 되었다. 호두와 아몬드, 토마토를 먹으며 레드와인을 나누어 마시기 시작했고, 이어진 메뉴는 로메인상추샐러드, 가자미구이, 호박나물, 콩나물무침, 두부 김치찌개와 귀리밥(귀리 함량은 정확히 40%)이었다. 어머니가 준비하신 마지막 보너스 메뉴는 해물파전으로, 밀가루는 해물과 채소를 연결해주는 접착제 역할 정도로 아주 조금 들어가 있었다. 그동안 어떻게 먹을지에 대해 여러 가지 생물학적·임상의학적 증거를 모으고, 한국인의 식재료와 기본 밥상에 대해 고민하며 생각해

낸 한국식 저속노화 식단은 결국 '엄마표 집밥'에 가장 가까웠다.

뒤돌아보면 어머니의 밥상에는 몇 가지 기본 원칙이 있었다. 일단 풋고추나 상추 등 푸른잎채소가 식탁에 꼭 풍성하게 있었다. 찌개나 국은 간이 약했고, 대신 큼지막하게 썬 두부나 애호박이 가득했다. 심지어 어머니는 내가 어렸을 때부터 국물은 먹지 말고 건더기만 건져 먹으라 말씀하셨다. 흰쌀밥 대신 잡곡밥은 당연했다. 바닷가 도시에서 자란 부모님에게 '고기'는 곧 생선을 의미했다. 붉은 고기는 '육고기'라 부르며 식탁에 올리는 일이 흔치 않았다. 요리에 설탕은 쓰지 않았고 꼭 써야 하는 상황이라면 꿀을 소량 넣었다. 라면, 피자, 햄버거, 짜장면을 좋아하던 10대의 나에게는 너무 심심한 맛의 밥상이었다. 이 엄마표 집밥을 불평 없이 잘 먹었더라면 고등학교를 마칠 무렵 급격하게 체중 감량을 시도할 필요는 애초에 없었을지도 모른다.

어머니의 밥상은 별안간 어디서 뚝딱 생겨난 것도, 레시피 책을 보고 만들어진 것도 아니다. 그저 어머니의 어머니, 지금은 돌아가신 외할머니의 밥상을 계승했을 뿐이다. 예부터 한국의 보통 사람들은 결국 자연스럽게 저속노화 식단을 챙기고 있었던 것이다.

이 메커니즘을 좀더 파악하기 위해 생각의 범위를 넓혀보면, 내가 제주민속자연사박물관에서 발견한 제주 전통 밥상에도 블루존 식단과 유사한 점이 많았다. 콩과 잡곡이 들어간 밥과 채소, 해물이 가득한 반찬. 왜일까? 제주도와 마찬가지로 대부분의 블루존은 농업에 상당히 불리한 조건을 갖추고 있었다. 일본 오키나와 그리스 이카리아섬에는 비옥한 토양이 부족했고, 기후 조건 역시 농업에 유리하지 않았다. 이런 환경에서 농업은 생존을 위한 필수적인 활동이 되었고, 주민들은 자연스럽게 자급자족하는 삶을 살게 되었다. 이들은 소규모 농업과 원예를 통해 식량을 조달해야만 했다.

상공업이 발달하지 않았으므로, 정제곡물을 만드는 일(도정)은 상당히 사치스러운 일이 될 수밖에 없었다. 비옥하지 않은 토양과 가혹한 기후 조건 때문에 넓은 초지와 풍부한 사료를 필요로 하는 대규모 가축 사육은 어려웠고 소, 양, 돼지 등을 도살해 얻는 붉은 고기는 더더욱 귀할 수밖에 없었다. 그 결과로 블루존 식단의 주 식재료는 자연스럽게 채소, 과일, 콩류, 곡물 등의 식물성 재료로 구성되었다.

사람들과 이야기를 나누다보면 종종 소고기에 대한 집착 또는 선망이 있음을 느낀다. 접대를 할 때 '순수한 마음은 돼지고기까지'라는 농담이 있을 정도다. 우리나라가 산업사회로 접어들기 이전에도 경제적으로 유복한 사람들은 흰쌀밥과 소고기, 귀한 쌀을 발효시켜 만든 청주를 즐겼을 것이다. 그러나 서민들에게는 백미가 침(아밀라아제)에 의해 분해되면서 자아내는 단맛의 즐거움과 소고기의 지방이 제공하는 고소한 쾌감이 상당히 진귀한 경험이었다. 한마디로 '가속 노화 음식'이 과거에는 위치재였던 것이다.

지금에 이르러서는 값싸게 구입해 냉동실에 넣어두었다가 쉽게 녹여 먹을 수 있는 초가공식품들로 단맛과 고소한 맛, 그 쾌감이 더욱 강렬하게, 인위적으로 재현된다는 것이 문제다. 본문에서 언급했듯 과일과 채소를 권장량 이상 섭취하는 사람들은 점차 줄어들고 있고, 진짜 음식이 있어야 할 자리에는 영양제만 남게 되었다. 환경이 뒤바뀌어 척박한 환경, 부유하지 않은 사회경제적 조건 때문에 어쩔 수 없이 먹어야 했던 '저속노화 식단'이 이제는 더 값비싸고 귀한 선택이 되는 세상이 온 것이다.

하지만 우리가 돌아가야 할 곳은 명확하다. 저속노화 식단은 가속노화의 악순환에서 벗어나기 위한 명백한 방법이다. 스트레스를 풀기 위해 먹는 정크푸드는 몸속 스트레스 호르몬 수치를 더욱 높인다. 반면 몸과 머리가 모두 맑아지는 저속노화 식단은 심지어 지속 가능한 지구의 생물권을 회복하는 데에도 도움이 된다.

의학저널 『랜싯Lancet』이 80억 명의 세계 인구를 건강하게 지탱하기 위한 방법으로 기후변화, 야생동물의 멸종, 강과 바다의 오염, 나아가 농업과 축산업의 환경적 영향을 모두 고려해 '지구 건강 식단 planetary health diet'을 발표했는데, 이 식단의 방향은 저속노화 식단과 완전히 같다. 이 식단에서도 채소, 과일, 통곡물, 콩류, 견과류와 같은 건강한 식품의 소비는 크게 늘리고 단순당, 정제곡물, 붉은 고기는 50% 이상 줄여야 함을 역설한다. 그 원리는 간단하다. 제주도, 오키나와, 이카리아섬처럼 척박하고 자원이 부족한 환경에서 일정 인구가 먹고살아야 하는 상황을 전 지구로 확장해보면 똑같은 모양새이기 때문이다. 광활한 토지에서 온실가스를 배출하면서 만들어낸 사료를 다시 한번 농축한 결과물인 '육고기'가 주가 되는 현재, 전형적인 한국인의 식단은 모든 면에서 더이상 지속 가능하지 않다.

꼭 하고 싶은 몇 가지 당부의 말이 있다. 식재료로 경제학을 풀어낸 『장하준의 경제학 레시피』에 대한 오마주이기도 하다.

첫째, 골고루 먹는 것이 가장 중요하다. 렌틸콩이 아무리 완전식품이라고 해도, 브라이언 존슨(노화 방지를 위해 매년 27억 원을 사용한다는 미국의 억만장자)처럼 렌틸콩과 브로콜리만 먹고 사는 건 곤란하다. 건강식에 대한 생각이 너무 확고해 제한된 식단만 반복하다가 건강상 왜곡이 발생한 환자를 진료실에서 가끔 만난다. 자연스러운 저속노화 식단은 카니보어도 비건도 아닌, 다양성을 충분히 살린 중용에 가까운 식단이다. 과학기술이 발전했음에도 식품에 무엇이 들어 있고 우리 몸에서 어떤 일들을 하고 우리 몸을 빠져나가는지에 대해 밝혀지지 않은 영역이 아직도 많다. 그렇기에 이미 몸에 좋다고 알려진 성분들을 모아서 영양제를 만든다 하더라도 그 영양제가 진짜 음식의 대체제가 될 수는 없다. 그래서 우리는 골고루, 다양하게, 진짜 음식을 먹어야 한다.

둘째, 새로운 것을 시도할 때 열린 마음을 유지하자. 밥에 콩을 넣는다고 하면 기겁하는 사람이 많다. 경험의 결과, 콩의 비린 맛과 독특한 향을 우려하는 것이다. 낫토의 끈적한 식감과 고유의 냄새를 떠올릴 수도 있다. 하지만 렌틸콩을 밥에 넣으면 비린 맛은 나지 않는다. 먹어본 사람은 알겠지만 한국인에게 익숙한 팥과 비슷하다. 어떤 식재료에 대해 가지고 있는 편견이나 선입견 때문에 새로운 것을 시도하지 못한다면 개선의 기회도 사라진다는 사실을 꼭 기억하면 좋겠다.

셋째, '출처와 기원'을 확인하는 태도가 필요하다. 먼저 식품의 라벨을 읽는 습관을 들이면 좋다. 이것이 생활화되면 편의점에서 구입한 단백질 보충 음료에 세계보건기구에서 권장하는 일일 섭취량(50g)의 절반쯤 되는 당분이 들어가 있다는 사실을 알고 깜짝 놀라게 될 것이다. 가능하다면 복잡한 첨가물이 가득한 초가공식품보다는 라벨에 적힌 성분표가 단순한 음식을 선택해야 한다.

여러 가지 건강 속설의 출처와 기원을 확인하는 일도 중요하다. 그 속설이 '안아키' 같은 도시전설인지, 세포 수준의 연구 한두 개를 가지고 침소봉대하는 것인지도 생각해볼 필요가 있다. 과량을 복용하면 콩팥에 해가 될 수 있는 고용량 비타민 C에 열광하는 사람도 있고, 이상지질혈증과 죽상동맥경화증을 치료하는 데 필수적인 '스타틴'을 먹으면 뇌가 녹는다고 생각하는 사람도 있다. 콜레스테롤을 세포에서 완전히 제거하면 세포가 죽지만, 이러한 상상을 그대로 확대해서 '스타틴이 뇌를 녹인다'라는 근거로 연결하면 곤란하다.

실제 약제의 효과와 부작용을 확인하기 위해서는 대규모 임상연구와 시판후조사가 이루어진다. 위에 예를 든 '스타틴'의 경우, 이 약제로 이상지질혈증을 치료했을 때 혈관 건강의 악화를 예방할 수 있고, 그 결과 심근경색과 뇌경색을 예방하고, 이에 따른 삶의 질 저하와 사망을 예방하는 효과가 분명히 정립되어 있다. 이렇게 엄밀하게 효과를 검증한 다음, 심지어 비용적인 측면에서의 효과성까지 확보가 되는 경우에만 정부에서 건강보험으로 투약에 대한 비용을 지원해준다. 시중의 모든 보험급여 약제는 이런 과정을 거친다.

'콩을 먹으면 식물 에스트로겐 때문에 암이 생긴다' '채소를 먹으면 장에 독이 쌓인다' 등 실제 임상연구를 통해 명확히 반박 가능한, 황당무계한 도시전설 역시 수없이 쏟아지며, 사람들의 건강에 대한 믿음과 행동에 이런 괴담이 적지 않은 영향을 주고 있다. 가장 소중한 나의 몸에 무엇인가를 공급할 때, 그에 관한 출처와 기원을 꼭 따져보기를 권한다.

넷째, 상상력이 필요하다. 이 책의 레시피에 매몰될 필요는 없다. 쉽게 구할 수 있는 식재료로 다양한 변주를 만들어낼 수 있다. 짜고 건더기가 적게 들어가는 국물은 염도가 낮고 재료가 풍부한 스튜로 변주할 수 있다. 밥에 더하는 것이 렌틸콩, 귀리가 아니어도 좋다. 환경이 허락하지 않는다면 채소, 단백질, 탄수화물 순서로 식사를 진행하는 '거꾸로 식사법'이라도 시도해볼 수 있다. 요즘 무척 쉽게 구입할 수 있는 연속혈당측정기를 이용해서 내 몸의 특성을 이해하고, 여러 가지 음식으로 실험을 해보는 것도 좋은 방법이다.

긴 이야기를 여기까지 따라와주신 독자분들께 감사드린다. 이제, 실천만이 남았다. 우리가 되돌아가야 할 곳은 멀리 있지 않다. 그저 어머니의 밥상, 할머니의 밥상을 떠올려보면 된다. 채소와 과일이 풍성하고 잡곡밥에 나물을 곁들인 그 평범한 식탁이 바로 우리가 찾던 해답이다. 하지만 이 식사법은 단순한 과거로의 회귀가 아니다. 과학과 의학이 연구를 통해 밝혀낸 진실들과 조화를 이루며 개인, 사회, 지구에 모두 이로운 시대적인 재해석에 가깝다.

식탁에 초록빛 채소를 더하고, 과일의 달콤함으로 단 음식에 대한 갈망을 달래보자. 정제되지 않은 통곡물의 씹는 맛을 음미하고, 다양한 콩류의 고소함을 즐겨보자. 때로는 새로운 식재료에 도전해봐도 좋다. 그리고 무엇보다, 자신의 몸에 귀기울이는 것이 중요하다. 당신의 몸이 어떤 음식을 원하는지, 어떤 식단이 당신을 더 활기차게 만드는지 주의 깊게 관찰해보자.

스트레스와 수면이 나빠지면 식습관이 망가진다. 먹는 것이 망가지면 스트레스와 수면이 나빠진다. 먹는 것, 스트레스, 수면은 악순환의 고리를 만들기 쉽지만, 일단 건강한 식습관을 시작하면 이 고리는 선순환으로 바뀔 수 있다. 당신의 다음 한 끼는 어떤 모습인가? 그 선택이 바로 선순환의 시작이다. 건강한 당신, 그리고 건강한 지구를 향한 여정을 오늘, 지금 이 순간부터 시작해보자.

주요한 참고 문헌을 위주로 각 파트별 단행본, 국내 문헌, 영문 문헌 순으로, 국문은 첫 저자의 가나다순, 영문은 알파벳순으로 정리했다. 논문의 저자가 6명 이상인 경우는 첫 3명까지 표기하였다. 중복되는 경우 아래 참고 문헌 목록에는 최초 1회만 표기하였다.

Part 1 I 밥만 바꿔도 느리게 나이들 수 있다

우리는 지금 노화의 액셀러레이터를 밟고 있다

- 이의철, 『기후미식』, 위즈덤하우스, 2022, 66쪽(이 책의 〈그림 1〉).
- 질병관리본부, 국민건강영양조사 팩트시트: 건강행태 및 만성질환의 20년간 (1998~2018) 변화, 2020.09.04.
- Avena NM, Rada P, Hoebel BG. Evidence for sugar addiction: behavioral and neurochemical effects of intermittent, excessive sugar intake. *Neurosci Biobehav Rev.* 2008;32(1):20-39.
- Gomes Gonçalves N, Vidal Ferreira N, Khandpur N et al. Association between consumption of ultraprocessed foods and cognitive decline. *JAMA Neurol.* 2023 Feb 1;80(2):142-150.

- Kong L, Ye C, Wang Y et al. Genetic evidence for causal effects of socioeconomic, lifestyle, and cardiometabolic factors on epigenetic age acceleration. *J Gerontol A Biol Sci Med Sci.* 2023 Mar 4.
- Malik VS, Popkin BM, Bray GA, Després JP, Hu FB. Sugar-sweetened beverages, obesity, type 2 diabetes mellitus and cardiovascular disease risk. *Circulation.* 2010 Mar 23;121(11):1356-64.
- Matthiessen J, Fagt S, Biltoft-Jensen A, Beck AM, Ovesen L. Size makes a difference. *Public Health Nutr.* 2003 Feb;6(1):65-72.
- Volkow ND, Wang GJ, Baler RD. Reward, dopamine and the control of food intake: implications for obesity. *Trends Cogn Sci.* 2011 Jan;15(1):37-46.

100세 시대, 핵심은 뇌 건강이다

- Chen X, Huang Y, Cheng HG. Lower intake of vegetables and legumes associated with cognitive decline among illiterate elderly Chinese: a 3-year cohort study. *J Nutr Health Aging.* 2012;16(6):549-52.
- Epstein DE, Sherwood A, Smith PJ et al. Determinants and consequences of adherence to the dietary approaches to stop hypertension diet in African-American and White adults with high blood pressure: results from the ENCORE Trial. *J Acad Nutr Diet* 2012;112:1763-73.
- Horn J, Mayer DE, Chen S, Mayer EA. Role of diet and its effects on the gut microbiome in the pathophysiology of mental disorders. *Transl Psychiatry.* 2022 Apr 20;12(1):164.

- Martínez-Lapiscina EH, Clavero P, Toledo E et al. Mediterranean diet improves cognition: the PREDIMED-NAVARRA randomised trial. *J Neurol Neurosurg Psychiatry.* 2013 Dec;84(12):1318-25.

- Morris MC, Tangney CC, Wang Y, Sacks FM, Bennett DA, Aggarwal NT. MIND diet associated with reduced incidence of Alzheimer's disease. *Alzheimers Dement.* 2015 Sep;11(9):1007-14.

- Nooyens AC, Bueno-de-Mesquita HB, van Boxtel MP et al. Fruit and vegetable intake and cognitive decline in middle-aged men and women: the Doetinchem Cohort Study. *Br J Nutr.* 2011 Sep;106(5):752-61.

- Panagiotakos DB, Pitsavos C, Arvaniti F, Stefanadis C, Adherence to the Mediterranean food pattern predicts the prevalence of hypertension, hypercholesterolemia, diabetes and obesity among healthy adults; the accuracy of the MedDietScore. *Prev. Med* 2007 Apr;44(4):335-40.

- Tangney CC, Li H, Wang Y et al. Relation of DASH- and Mediterranean-like dietary patterns to cognitive decline in older persons. *Neurology.* 2014 Oct 14;83(16):1410-6.

- Trichopoulou A, Costacou T, Bamia C, Trichopoulos D. Adherence to a Mediterranean diet and survival in a Greek population. *N Engl J Med.* 2003 Jun 26;348(26):2599-608.

- National Heart, Lung, and Blood Institute. DASH eating plan, https://www.nhlbi.nih.gov/education/dash-eating-plan.

- Arjmand G, Abbas-Zadeh M, Eftekhari MH. Effect of MIND diet intervention on cognitive performance and brain structure in healthy obese women: a randomized controlled trial. *Sci Rep*. 2022 Feb 21;12(1):2871.

- Cholerton B, Baker LD, Craft S. Insulin, cognition, and dementia. *Eur J Pharmacol*. 2013 Nov 5;719(1-3):170-179.

- Hosking DE, Eramudugolla R, Cherbuin N, Anstey KJ. MIND not Mediterranean diet related to 12-year incidence of cognitive impairment in an Australian longitudinal cohort study. *Alzheimers Dement*. 2019 Apr;15(4):581-589.

- Janson J, Laedtke T, Parisi JE, O'Brien P, Petersen RC, Butler PC. Increased risk of type 2 diabetes in Alzheimer disease. *Diabetes*. 2004 Feb;53(2):474-81.

- Liang H, Beydoun HA, Hossain S et al. Dietary approaches to stop hypertension (DASH) score and its association with sleep quality in a national survey of middle-Aged and older Men and women. *Nutrients*. 2020 May 22;12(5):1510.

- Morris MC, Evans DA, Tangney CC, Bienias JL, Wilson RS. Associations of vegetable and fruit consumption with age-related cognitive change. *Neurology*. 2006 Oct 24;67(8):1370-6.

- Morris MC. Nutritional determinants of cognitive aging and dementia. *Proc Nutr Soc*. 2012 Feb;71(1):1-13.

- Morris MC, Tangney CC, Wang Y et al. MIND diet slows cognitive decline with aging. *Alzheimers Dement.* 2015 Sep;11(9):1015-22. doi: 10.1016/j.jalz.2015.04.011.
- Morris MC, Tangney CC, Wang Y, Sacks FM, Bennett DA, Aggarwal NT. MIND diet associated with reduced incidence of Alzheimer's disease. *Alzheimers Dement.* 2015 Sep;11(9):1007-14.
- Nguyen TT, Ta QTH, Nguyen TKO, Nguyen TTD, Giau VV. Type 3 diabetes and its role implications in Alzheimer's disease. *Int J Mol Sci.* 2020 Apr 30;21(9):3165.
- Thomas A, Lefèvre-Arbogast S, Féart C et al. Association of a MIND diet with brain structure and dementia in a French population. *J Prev Alzheimers Dis.* 2022;9(4):655-664.
- Stoykovich S, Gibas K. APOE ε4, the door to insulin-resistant dyslipidemia and brain fog? A case study. *Alzheimers Dement* (Amst). 2019 Mar 14;11:264-269.

식욕 조절부터 혈당 관리까지

- Aminianfar A, Hassanzadeh Keshteli A, Esmaillzadeh A, Adibi P. Association between adherence to MIND diet and general and abdominal obesity: a cross-sectional study. *Nutr J.* 2020 Feb 17;19(1):15.
- Mancini JG, Filion KB, Atallah R, Eisenberg MJ. Systematic review of the mediterranean diet for long-term weight loss. *Am J Med.* 2016 Apr;129(4):407-415.e4.

- Mohammadpour S, Ghorbaninejad P, Janbozorgi N, Shab-Bidar S. Associations between adherence to MIND diet and metabolic syndrome and general and abdominal obesity: a cross-sectional study. *Diabetol Metab Syndr.* 2020 Nov 18;12(1):101.
- Salari-Moghaddam A, Keshteli AH, Haghighatdoost F, Esmaillzadeh A, Adibi P. Dietary glycemic index and glycemic load in relation to general obesity and central adiposity among adults. *Clin Nutr.* 2019 Dec;38(6):2936-2942.
- Soltani S, Shirani F, Chitsazi MJ, Salehi-Abargouei A. The effect of dietary approaches to stop hypertension (DASH) diet on weight and body composition in adults: a systematic review and meta-analysis of randomized controlled clinical trials. *Obes Rev.* 2016 May;17(5):442-54.

Part 2 | 작은 차이가 큰 변화를 만든다

무엇을 더하고, 무엇을 뺄 것인가

- 농촌경제연구원, 농업전망 2023, 2023.
- 농촌경제연구원, 육류 소비행태 변화와 대응과제, 2021.
- 통계청, 통계로 본 축산업 구조 변화, 2020.
- Added Sugars, American Heart Association editorial staff, American Heart Association, 2021.
- Larsson SC, Orsini N. Red meat and processed meat consumption and all-cause mortality: a meta-analysis. *Am J Epidemiol.* 2014 Feb

1;179(3):282-9.

- Shim JS. Ultra-processed foods and total sugars intake in Korea: evidence from the Korea national health and nutrition examination Survey 2016-2018. *Nutr Res Pract.* 2022 Aug;16(4):476-488.
- Yang Q, Zhang Z, Gregg EW, Flanders WD, Merritt R, Hu FB. Added sugar intake and cardiovascular diseases mortality among US adults. *JAMA Intern Med.* 2014 Apr;174(4):516-24.

밥만 바꿔도 쉬워진다

- Darmadi-Blackberry I, Wahlqvist ML, Kouris-Blazos A et al. Legumes: the most important dietary predictor of survival in older people of different ethnicities. *Asia Pac J Clin Nutr.* 2004;13(2):217-20.
- Lee MB, Hill CM, Bitto A, Kaeberlein M. Antiaging diets: separating fact from fiction. *Science.* 2021 Nov 19;374(6570):eabe7365.
- Miller V, Mente A, Dehghan M et al. Prospective urban rural epidemiology (PURE) study investigators. Fruit, vegetable, and legume intake, and cardiovascular disease and deaths in 18 countries (PURE): a prospective cohort study. *Lancet.* 2017 Nov 4;390(10107):2037-2049.
- Papandreou C, Becerra-Tomás N, Bulló M et al. Legume consumption and risk of all-cause, cardiovascular, and cancer mortality in the PREDIMED study. *Clin Nutr.* 2019 Feb;38(1):348-356.

참고 문헌

- Roza AM, Shizgal HM. The Harris Benedict equation reevaluated: resting energy requirements and the body cell mass. *Am J Clin Nutr.* 1984 Jul;40(1):168-82.
- Sawicki CM, Jacques PF, Lichtenstein AH et al. Whole-and refined-grain consumption and longitudinal changes in cardiometabolic risk factors in the Framingham Offspring Cohort. *J Nutr.* 2021 Sep 4;151(9):2790-2799.

Part 3 ㅣ 노화의 가속페달을 멈추는, 올바른 탄·단·지 가이드

탄수화물, 모두 같지는 않다

- Aune D. Plant Foods, Antioxidant biomarkers, and the risk of cardiovascular disease, cancer, and mortality: a review of the evidence. *Adv Nutr.* 2019 Nov 1;10(Suppl_4):S404-S421.
- Behrendt I, Eichner G, Fasshauer M. Association of antioxidants use with all-cause and cause-specific mortality: a prospective study of the UK Biobank. *Antioxidants* (Basel). 2020 Dec 16;9(12):1287.
- Bonyadi N, Dolatkhah N, Salekzamani Y, Hashemian M. Effect of berry-based supplements and foods on cognitive function: a systematic review. *Sci Rep.* 2022 Feb 25;12(1):3239.
- Kalt W, Cassidy A, Howard LR et al. Recent Research on the health benefits of blueberries and their anthocyanins. *Adv Nutr.* 2020 Mar

1;11(2):224-236.

- Ludwig DS, Aronne LJ, Astrup A et al. The carbohydrate-insulin model: a physiological perspective on the obesity pandemic. *Am J Clin Nutr.* 2021 Dec 1;114(6):1873-1885.

- Ma E, Iso H, Yamagishi K, Ando M, Wakai K, Tamakoshi A. Dietary antioxidant micronutrients and all-cause mortality: the Japan collaborative cohort study for evaluation of cancer risk. *J Epidemiol.* 2018 Sep 5;28(9):388-396.

어떤 지방을 먹어야 하는가

- World Health Organization (WHO). Diet, nutrition and the prevention of chronic diseases. Report of a joint WHO/FAO expert consultation.

- WHO technical report series 916, 2003.

- Abdelhamid AS, Brown TJ, Brainard JS et al. Omega-3 fatty acids for the primary and secondary prevention of cardiovascular disease. *Cochrane Database Syst Rev.* 2018 Nov 30;11(11):CD003177. CD003177.pub4. Update in: *Cochrane Database Syst Rev.* 2020 Feb 29;3:CD003177.

- Allouche Y, Jiménez A, Gaforio JJ, Uceda M, Beltrán G. How heating affects extra virgin olive oil quality indexes and chemical composition. *J Agric Food Chem.* 2007 Nov 14;55(23):9646-54.

- Bendsen NT, Christensen R, Bartels EM, Astrup A. Consumption of industrial and ruminant trans fatty acids and risk of coronary heart disease: a systematic review and meta-analysis of cohort studies. *Eur J*

Clin Nutr. 2011 Jul;65(7):773-83.

- Bell GA, Kantor ED, Lampe JW, Kristal AR, Heckbert SR, White E. Intake of long-chain ω-3 fatty acids from diet and supplements in relation to mortality. *Am J Epidemiol.* 2014 Mar 15;179(6):710-20.

- Casal S, Malheiro R, Sendas A, Oliveira BP, Pereira JA. Olive oil stability under deep-frying conditions. *Food Chem Toxicol.* 2010 Oct;48(10):2972-9.

- Guasch-Ferré M, Hu FB, Martínez-González MA, et al. Olive oil intake and risk of cardiovascular disease and mortality in the PREDIMED Study. *BMC Med.* 2014 May 13;12:78.

- de Souza RJ, Mente A, Maroleanu A et al. Intake of saturated and trans unsaturated fatty acids and risk of all cause mortality, cardiovascular disease, and type 2 diabetes: systematic review and meta-analysis of observational studies. *BMJ.* 2015 Aug 11;351:h3978.

- Guasch-Ferré M, Li Y, Willett WC et al. Consumption of olive oil and risk of total and cause-specific mortality among U.S. adults. *J Am Coll Cardiol.* 2022 Jan 18;79(2):101-112.

- Hooper L, Martin N, Jimoh OF, Kirk C, Foster E, Abdelhamid AS. Reduction in saturated fat intake for cardiovascular disease. *Cochrane Database Syst Rev.* 2020 Aug 21;8(8):CD011737.

- Naghshi S, Aune D, Beyene J, Mobarak S, Asadi M, Sadeghi O. Dietary intake and biomarkers of alpha linolenic acid and risk of all cause, cardiovascular, and cancer mortality: systematic review and dose-response meta-analysis of cohort studies. *BMJ.* 2021 Oct 13;375:n2213.

- Sacks FM, Lichtenstein AH, Wu JHY et al. American Heart Association. Dietary fats and cardiovascular disease: a presidential advisory from the American Heart Association. *Circulation.* 2017 Jul 18;136(3):e1-e23.

단백질 섭취, 이것만 알면 된다

- Hector AJ, Phillips SM. Protein recommendations for weight loss in elite athletes: a focus on body composition and performance. *Int J Sport Nutr Exerc Metab.* 2018 Mar 1;28(2):170-177.
- Hevia-Larraín V, Gualano B, Longobardi I et al. High-protein plant-based diet versus a protein-matched omnivorous diet to support resistance training adaptations: a comparison between habitual vegans and omnivores. *Sports Med.* 2021 Jun;51(6):1317-1330.
- Jung HW, Kim SW, Kim IY et al. Protein intake recommendation for Korean older adults to prevent sarcopenia: expert consensus by the Korean Geriatric Society and the Korean Nutrition Society. *Ann Geriatr Med Res.* 2018 Dec;22(4):167-175.
- Kerksick CM, Jagim A, Hagele A, Jäger R. Plant proteins and exercise: what role can plant proteins have in promoting adaptations to exercise? *Nutrients.* 2021 Jun 7;13(6):1962.
- Lamberg-Allardt C, Bärebring L, Arnesen EK et al. Animal versus plant-based protein and risk of cardiovascular disease and type 2 diabetes: a systematic review of randomized controlled trials and prospective cohort studies. *Food Nutr Res.* 2023 Mar 28;67.

- Nichele S, Phillips SM, Boaventura BCB. Plant-based food patterns to stimulate muscle protein synthesis and support muscle mass in humans: a narrative review. *Appl Physiol Nutr Metab*. 2022 Jul 1;47(7):700-710.

- Phillips SM. Current concepts and unresolved questions in dietary protein requirements and supplements in adults. *Front Nutr*. 2017 May 8;4:13. Erratum in: *Front Nutr*. 2023 Apr 12;9:1078528.

- Song M, Fung TT, Hu FB et al. Association of animal and plant protein intake with all-cause and cause-specific mortality. *JAMA Intern Med*. 2016 Oct 1;176(10):1453-1463. Erratum in: *JAMA Intern Med*. 2016 Nov 1;176(11):1728.

- Traylor DA, Gorissen SHM, Phillips SM. Perspective: protein requirements and optimal intakes in aging: Are we ready to recommend more than the recommended daily allowance? *Adv Nutr*. 2018 May 1;9(3):171-182.

영양제로는 아무것도 해결할 수 없다

- Age-Related Eye Disease Study 2 Research Group. Lutein + zeaxanthin and omega-3 fatty acids for age-related macular degeneration: the Age-Related Eye Disease Study 2 (AREDS2) randomized clinical trial. *JAMA*. 2013 May 15;309(19):2005-15. Erratum in: *JAMA*. 2013 Jul 10;310(2):208.

- Bjelakovic G, Nikolova D, Gluud LL, Simonetti RG, Gluud C. Mortality in randomized trials of antioxidant supplements for primary and secondary prevention: systematic review and meta-analysis. *JAMA*. 2007 Feb

28;297(8):842-57. Erratum in: *JAMA*. 2008 Feb 20;299(7):765-6.

- Colijn JM, Meester-Smoor M, Verzijden T et al. EYE-RISK Consortium. Genetic risk, lifestyle, and age-related macular degeneration in Europe: The EYE-RISK Consortium. *Ophthalmology*. 2021 Jul;128(7):1039-1049.

- Oyebode O, Gordon-Dseagu V, Walker A, Mindell JS. Fruit and vegetable consumption and all-cause, cancer and CVD mortality: analysis of Health Survey for England data. *J Epidemiol Community Health*. 2014 Sep;68(9):856-62.

- Tran DV, Luu XQ, Tran HTT, Myung SK. Dietary and supplementary vitamin C intake and the risk of lung cancer: a meta-analysis of cohort studies. *Oncol Lett*. 2023 Nov 10;27(1):10.

저속노화 식사법

노년내과 의사가 알려주는 기적의 식단 혁명
ⓒ 정희원 2024

1판 1쇄 2024년 7월 26일 | **1판 4쇄** 2024년 10월 7일

지은이 정희원
레시피 김수연 | **요리 및 촬영** 최정은(비덕살롱 @beeducksalon)
기획 양예주 | **책임편집** 양예주 전민지 | **편집** 이희연 임혜지 권한라 고아라
디자인 이현정 | **저작권** 박지영 형소진 최은진 오서영
마케팅 정민호 서지화 한민아 이민경 왕지경 정경주 김수인 김혜원 김하연 김예진
브랜딩 함유지 함근아 박민재 김희숙 이송이 박다솔 조다현 정승민 배진성
제작 강신은 김동욱 이순호 | **제작처** 한영문화사

펴낸곳 (주)문학동네 | **펴낸이** 김소영
출판등록 1993년 10월 22일 제2003-000045호
브랜드 테이스트북스 taste BOOKS
주소 10881 경기도 파주시 회동길 210
전자우편 editor@munhak.com | **대표전화** 031) 955-8888 | **팩스** 031) 955-8855
문의전화 031) 955-3579(마케팅) 031) 955-8868(편집)
문학동네카페 http://cafe.naver.com/mhdn
인스타그램 @munhakdongne | **트위터** @munhakdongne
북클럽문학동네 http://bookclubmunhak.com

ISBN 979-11-416-0686-2 03510

www.munhak.com